がん看護セレクション

がん疼痛マネジメント

Gakken

●編集

| 林 章敏 | 聖路加国際病院緩和ケア科　部長 |

●執筆者（執筆順）

山川 宣	六甲病院緩和ケア科　医長
余宮 きのみ	埼玉県立がんセンター緩和ケア科　科長
長 美鈴	聖路加国際病院緩和ケア科　医幹
林 章敏	前掲
櫻井 宏樹	聖路加国際病院緩和ケア科
堀 泰祐	滋賀県立成人病センター　院長補佐
中村 直樹	聖路加国際病院放射線腫瘍科　医幹
関口 建次	聖路加国際病院放射線腫瘍科　部長
佐伯 茂	日本大学医学部麻酔科学系麻酔科学分野　診療教授，駿河台日本大学病院麻酔科　部長
中村 めぐみ	聖路加国際病院教育研修部　副部長／がん看護専門看護師
高橋 美賀子	聖路加国際病院看護部オンコロジーセンター／がん看護専門看護師
佐藤 拓道	医療法人社団八心会　上田医院
五十嵐 妙	がん研有明病院麻酔科（ペインクリニック）
服部 政治	がん研有明病院麻酔科（ペインクリニック）　副部長
池永 昌之	淀川キリスト教病院緩和医療内科　部長
前野 宏	ホームケアクリニック札幌　院長
小澤 美和	聖路加国際病院小児科　医長
川名 賢一郎	聖路加国際病院薬剤部　マネジャー
塩川 満	聖隷浜松病院薬剤部　部長
玉井 英子	聖路加国際病院薬剤部

編集担当：黒田周作，中村友子，片岡由起子，三澤裕子
編集協力：青木茂美，石川美香子，北谷みゆき
カバー・表紙・本文デザイン：(有)ヴィンセント
DTP：中澤慶司，(有)ブルーインク
本文イラスト：(有)ブルーインク

はじめに

　Nursing Mook『いつでも どこでも がん疼痛マネジメント』を出版してから約4年が経過しました．その間に緩和ケアには大きな変化がみられました．緩和医療は終末期医療ではなく，がん治療と並行して行うパラレルケアとしてとらえようとする動きや，新しい鎮痛薬が使用できるようになりました．このたび，それらの状況の変化にも対応し，かつ新しい項目も追加して本書を出版することになりました．

　『いつでも どこでも がん疼痛マネジメント』のわかりやすさや内容をさらに充実させたつもりです．本書を臨床の学びに，そして実際の臨床の場に役立てていただければ幸いです．本書をさらに充実したものにするために，そしてそれらが患者さんのためになるように，いろいろなご意見をお寄せください．今後，緩和ケアは医療の場のみならず，介護の場でも必要になると思われます．そのような場面でもお役に立てれば幸いです．

　各執筆者のみならず，本書の企画，編集，出版に携わっていただいたすべての方に感謝いたします．この本が，目の前の患者さんのケアに生かされますように．

2012年残夏　林　章敏

contents

CHAPTER 1 がん疼痛の考え方

1 **疼痛とは** 山川 宣 ……2
定義／トータルペイン

2 **がん疼痛の発生機序とメカニズム** 山川 宣 ……5
痛みの分類と特徴／がん疼痛の特徴

CHAPTER 2 がん疼痛のアセスメント

1 **痛みのアセスメントの基本** 余宮きのみ ……14
原則／痛みのアセスメントの流れ／初期アセスメント／継続アセスメント／
評価ツール（評価シート）

2 **術後疼痛のアセスメント** 余宮きのみ ……24
原則／術前のアセスメント／術後のアセスメント

CHAPTER 3 がん疼痛マネジメントの基本

1 **がん疼痛マネジメントの原則** 長 美鈴 ……28
詳しい問診と診察／原因の診断／十分な説明／症状や病態に応じた治療法の選択／目標設定／
効果と副作用の継続した評価

2 **WHO方式がん疼痛治療法の考え方** 長 美鈴 ……34
WHO方式がん疼痛治療法とは／鎮痛薬使用の5原則／WHO三段階除痛ラダー

CHAPTER 4 がん疼痛に対する薬物療法

1 **がん疼痛薬物療法の基礎** 林 章敏 ……42
がん疼痛への対応／薬物療法の基礎としてのWHO方式がん疼痛治療法／
がん疼痛への対応の原則

2 **非オピオイド鎮痛薬** 櫻井宏樹 ……45
非オピオイド鎮痛薬とは／非ステロイド性消炎鎮痛薬とは／化学構造によるNSAIDsの分類／
NSAIDsの副作用／NSAIDs各論

3 **オピオイド鎮痛薬** 林 章敏 ……52
オピオイドとは／オピオイドの特徴／レスキュー・ドーズの使い方／
オピオイドローテーション／退薬症候

4 **オピオイド鎮痛薬の副作用** 山川 宣 ……69
オピオイドは身体にやさしい薬／副作用を分けて考える／
オピオイドの副作用—薬理学的に出現しやすいもの—／オピオイドの副作用—頻度の少ないもの—／
オピオイドの副作用—過量・大量で出現するもの—

5 鎮痛補助薬　堀 泰祐……85
鎮痛補助薬とは／鎮痛補助薬の種類と適応／標準的な使用方法のポイント

CHAPTER 5　薬物療法以外のがん疼痛治療

1 放射線治療　中村直樹, 関口建次……98
骨転移による疼痛に対する放射線治療／放射線治療の成績／
原発巣や転移巣による周囲臓器への圧迫・浸潤による疼痛に対する放射線治療／
放射線治療による副作用

2 神経ブロック　佐伯 茂……104
がん疼痛管理に用いられる神経ブロック／神経ブロックの利点／神経ブロックの欠点／
代表的な各種神経ブロックについて

3 補完代替療法　山川 宣……113
補完代替療法の効果／音楽療法／アロマテラピー／鍼／経皮的電気神経刺激法（TENS）

CHAPTER 6　がん疼痛ケアの実際

1 疼痛ケアの考え方　中村めぐみ……120
がん疼痛ケアの基本／トータルペインの考え方／専門職種との恊働／看護師による疼痛ケア／
地域・在宅との連携

2 患者・家族の指導と援助　高橋美賀子……129
患者・家族への指導の重要性／痛みに関する情報提供／痛みの表現方法と評価／
鎮痛薬の自己管理／疼痛マネジメントに対する患者・家族の意向とQOL

CHAPTER 7　事例から考えるがん疼痛治療とケア

CASE STUDY 1　神経障害性疼痛　佐藤拓道……140
CASE STUDY 2　終末期の激しい痛みのコントロール　五十嵐 妙, 服部政治……146
CASE STUDY 3　苦痛緩和のための鎮静　池永昌之……154
CASE STUDY 4　在宅医療への移行　前野 宏……160
CASE STUDY 5　終末期を迎えた小児がん患者　小澤美和……169

CHAPTER 8　薬物の安全な取り扱いと対策

1 麻薬の取り扱い　川名賢一郎, 塩川 満……178
麻薬使用の目的と適応／麻薬の作用／麻薬の管理方法／麻薬管理の実際

2 毒薬・向精神薬の取り扱い　川名賢一郎, 塩川 満……182
毒薬・向精神薬の定義とその管理方法／毒薬・向精神薬の管理の実際

Resource **がん疼痛治療に使用する主な薬物一覧** 玉井英子……**188**
オピオイド鎮痛薬／非オピオイド鎮痛薬（トラマドール，アセトアミノフェン，NSAIDs）／
鎮痛補助薬／副作用対策

INDEX ……**197**

CHAPTER 1

がん疼痛の考え方

Chapter 1 がん疼痛の考え方

01 疼痛とは

> **Key Point**
> - 疼痛は感覚であり,体験でもある.
> - 患者本人が「痛み」と認識する状況すべてを指す.
> - 疼痛は身体面,精神面,社会面,スピリチュアル(実存的)な面など,さまざまな要因が複雑に絡みあったものである.

" 定義 "

- 現在,最も広く使われている定義は,国際疼痛学会(IASP)によるものである.

> 組織の実質的あるいは潜在的な障害に結びつくか,このような障害を表す言葉を使って述べられる不快な感覚や情動体験

- 前半部分はいわゆる「身体の痛み」を表している.
- しかし,後半部分では,疼痛はそれだけではなく患者本人が「痛み」と認識するものすべてを指すとしている.
- また,感覚だけでなく,疼痛は「体験」でもあるとされている.
- 疼痛を計る客観的指標はなく,また「痛い」と認識される状況は,決して身体的要因だけで決定されるものではないため,患者本人が「痛い」と表現する感覚・体験は,すべて「痛み」として対処が必要であることを宣言するものである.

" トータルペイン "

- 疼痛の概念が,日常の看護の場でわかりやすく表現されているのが,「トータルペイン」の考え方である(図1[1]).

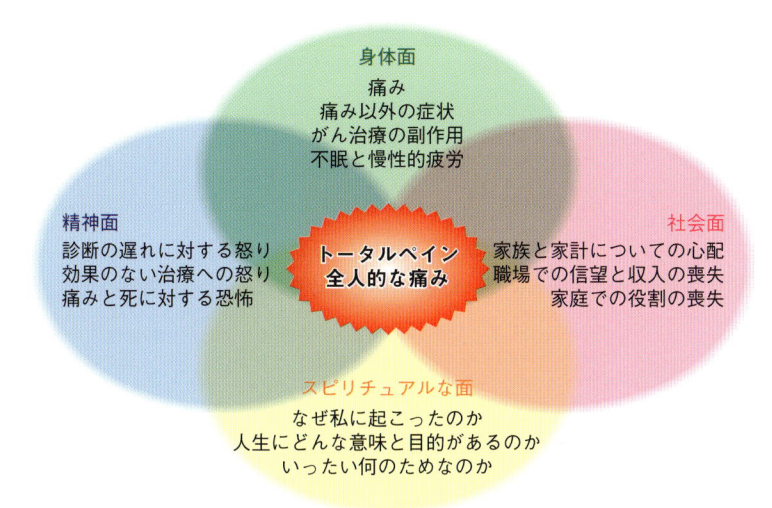

図1 トータルペイン（文献1より一部改変転載）

身体面
痛み
痛み以外の症状
がん治療の副作用
不眠と慢性的疲労

精神面
診断の遅れに対する怒り
効果のない治療への怒り
痛みと死に対する恐怖

社会面
家族と家計についての心配
職場での信望と収入の喪失
家庭での役割の喪失

スピリチュアルな面
なぜ私に起こったのか
人生にどんな意味と目的があるのか
いったい何のためなのか

トータルペイン 全人的な痛み

- 身体面（身体的疼痛以外の要因も関連する），精神面，社会面，スピリチュアル（実存的）※1 な面など，さまざまな要因が複雑に絡み合って患者本人に「痛み」として認識される．
- これらに総合的，すなわち全人的に対処していくことが必要であるが，まず基本となるのは身体の痛みへの対処である．
- トータルペインの概念を提唱した近代ホスピスの母，シシリー・ソンダースも，「自分ががんの痛みで入院したときには，牧師や精神科医が悩みを聞いてくれるのではなく，痛みの原因をしっかり診断し，薬を判断し，投与してくれることを望む」と語っている．
- 身体の痛みによる不快を強く感じている場合，精神的な悩み，社会的な心配，スピリチュアルな苦悩などを考える余裕すらないことも多い．
- 身体の痛みを理解し対処することが，疼痛対策の第一歩となってくる．

看護師が「がん疼痛」を理解する必要性

- 痛みとは，個人の主観的な感覚であり，体験である．
- 「感覚」へ対応しようとすると，図2のように，医学的な対応が主となることが多く，看護師はその指示を守る役割になりやすい．
- しかし「体験」は，患者本人の「語り・表現」によってしか他者と共有できず，また語る相手が異なれば，患者自身にとってもその体験の意味が異なってくる（図3）．
- 医療スタッフ個人と患者自身という，個別性の関係の間で共有されたものが体験であり，語りの場にいるスタッフによってさまざまに

※1_スピリチュアルペイン 「霊的な痛み」などとも訳されている．理解が容易となるような適切な訳語は統一されておらず，訳されずにそのまま表記されることが多い．宗教的な側面だけではなく，自己の存在自体が揺らぐような侵襲により苦痛を感じるという意味から，「実存的苦痛」とされることもある．

図2　「感覚としての痛み」への理解
痛みに対しては，検査で原因を明らかにし，ペインスケールなどで，医療者にとって治療しやすい形に「みえる化」を行うことが多い．このような場合，専門家が主体となってアプローチしていくことになる．「みえる化」は，わかりやすく把握できるが，患者が感じた痛みとは別質なものに変化してしまうことには注意が必要である．

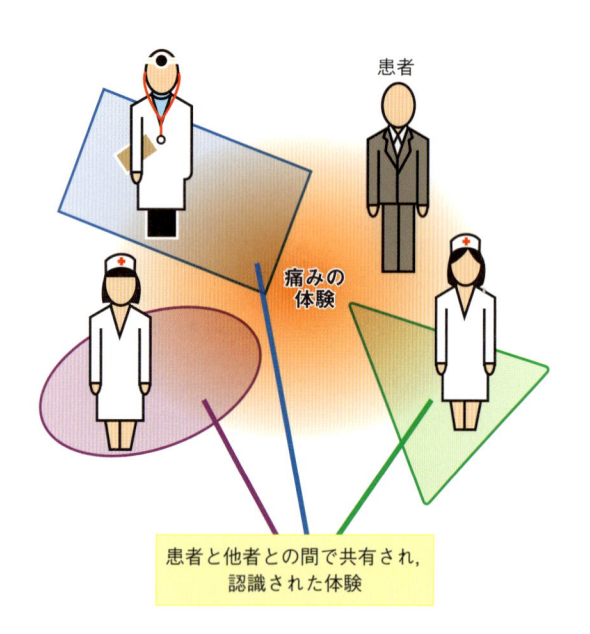

図3　「体験としての痛み」への理解
「体験としての痛み」を理解するには，患者本人と共有しなければならない．しかし，他者が体験をすべて共有することはできない．また，他者との相互作用によって，本人の体験も変わってくる（例：修学旅行の思い出は，仲のよい人と話したときと，普通の友達と話したときでは，楽しさ，うれしさが異なってくる）．つまり，看護師ならでは，自分ならではのかかわりが必要になってくる．

変化しうる．
- 痛みが，たくさんの要因が複雑に絡み合った体験であることからも，医療チームによる重層的な対応が必要である．
- 最も患者に近い存在である看護師一人ひとりが，がん疼痛の知識を深め，対応方法に習熟していることが，「がん疼痛の体験」のよりよい改善に求められる．

引用・参考文献
1) Twycross R（武田文和監訳）：トワイクロス先生のがん患者の症状マネジメント．p.18, 医学書院，2003.
2) 熊野純彦：メルロ＝ポンティ 哲学者は詩人でありうるか？．NHK出版，2005.

Chapter 1 がん疼痛の考え方

02 がん疼痛の発生機序とメカニズム

Key Point
- がん疼痛にはさまざまな機序があり、機序に基づいてケアを行うことが必要である.
- 持続する痛み、突出痛などを的確に判断することで、レスキュー・ドーズなどの効果的な使用ができるようになる.
- 痛みの閾値が変動することは決して「気のせい」ではない. 閾値を上昇させるようなケアを考える必要がある.

痛みの分類と特徴

- がん疼痛には、機序によりさまざまな種類がある（図1）.
- 痛みの種類により鎮痛薬の有効性が異なるため（表1）、痛みの性状を診断し、治療やケアに生かすことが必要である.
- がん疼痛は、直接がんによって引き起こされた痛みのみならず、がん患者が感じるすべて（例：化学療法の副作用による痛み）を指すが、本項では主にがんによって引き起こされる痛みについて触れる.

侵害受容性疼痛
- 侵害受容性疼痛は、皮膚の痛み、骨の痛み、内臓の痛みなど、いわゆる「普通の痛み」である.

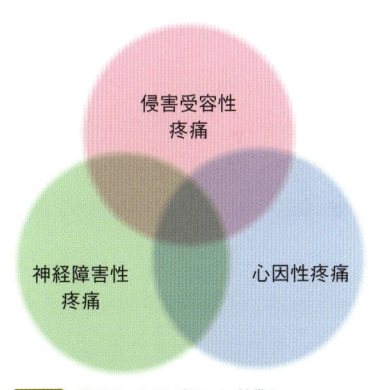

図1 機序による痛みの分類

（侵害受容性疼痛／神経障害性疼痛／心因性疼痛）

表1 痛みの種類

痛みの種類		性質	例	対応方法
侵害受容性疼痛	内臓痛	部位のはっきりしない、うずくような、ジーンとした鈍い痛み	膵臓がんの上腹部痛、消化管閉塞による痛み、肝転移の痛み	オピオイドの有効性が高い
	体性痛	部位のはっきりした、鋭い痛み	骨転移の痛み、皮膚の痛み、皮膚腫瘍の痛み	痛みの波が大きい場合、レスキュー・ドーズの使用がカギとなる
神経障害性疼痛		「しびれる」「電気が走る」「焼ける」「しめつけられる」ような痛み、神経の支配領域に一致して出現	脊椎転移による下肢痛、化学療法後の手足の痛み	オピオイドの効果が限定的で、鎮痛補助薬などが併用される

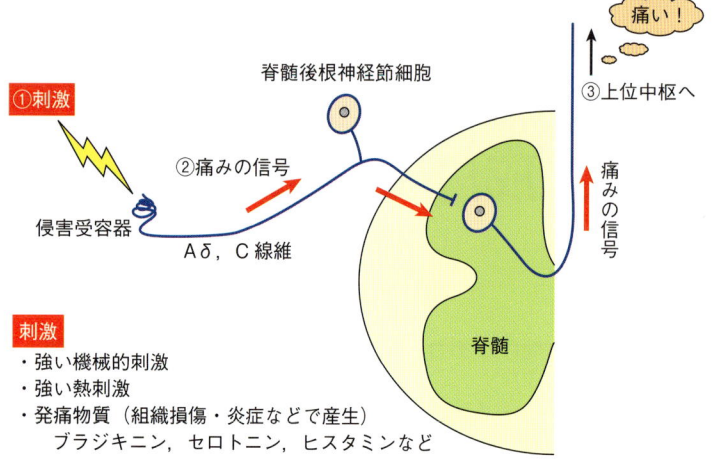

図2 痛みの伝導路（模式図）

- 痛みが伝わるしくみは以下の通りである（図2）．
① 体のさまざまな部分にある感覚器のうち，侵害受容器※1に刺激※2が加わることにより，神経線維に信号が生じる．
② 感覚神経※3を経由し，脊髄後根から脊髄後角のニューロンに伝わる．
③ 脊髄後角のニューロンから中枢に伝達し，痛みとして知覚される．
- 侵害受容性疼痛には，体性痛と内臓痛がある（表1）．
- 内臓痛は，部位がはっきりしない，ジーンとした，うずくような，鈍い痛みとして表現される場合が多い．
- 内臓痛は，異なった部位の皮膚の痛みとして感じられる場合がある（関連痛）．
- 内臓痛にはオピオイドの効果が高いとされる．
- 体性痛は，痛みの部位のはっきりした，鋭い痛みとして表現される．皮膚や骨の痛みなどである．
- 体性痛自体にはオピオイドの効果があるが，姿勢などにより痛みの強さが大きく変わると，定期投与のオピオイドのみでは対処が難しい．
- 速効製剤によるレスキュー・ドーズの効果的な使用がカギとなり，NSAIDs（non-steroidal anti-inflammatory drugs）などの非オピオイド鎮痛薬も十分使用することが必要になる．

神経障害性疼痛
- 基本的には痛みの部位に異常がある侵害受容性疼痛とは異なり，痛みの伝導の経路などに異常が起こり，神経が分布している領域に感じる痛みである．

※1_ **侵害受容器** 末梢の感覚受容器には数種類ある．無害な機械的刺激に反応する機械的受容器（触覚／Aβ線維），無害な熱刺激に反応する温度受容器（温冷覚／Aδ，C線維），有害な刺激に反応する侵害受容器（痛覚／Aδ，C線維）がある．

※2_ **刺激（痛みの）** 侵害受容器には組織を障害するような強い機械的刺激に反応するもの，高温，低温に反応するもの，化学物質に反応するもの，複数の刺激に反応するものなどがある．このうち，機械的刺激・温度刺激の機序ははっきりしていない．疼痛刺激を引き起こす化学物質は「発痛物質」ともよばれ，ブラジキニン，セロトニン，ヒスタミンなどがある．これらの物質は，組織損傷や炎症などで産生される．プロスタグランジンはそれ自体は発痛物質ではないが，侵害受容器や神経細胞の反応性を調節したり，発痛物質の産生を促したりすることで，疼痛刺激に重要な役割を果たしている．

※3_ **感覚神経** さまざまな種類があるが，痛みに関与するのはAδ線維（伝達速度が速い神経．鋭い痛みを担当）と，C線維（伝達速度が遅い神経．鈍い痛みを担当）である．これらは温度覚も伝達するため，麻酔の効き具合を見るために冷刺激を確認することがよく行われる．触覚はAβ線維が伝達するため，受容器も神経も痛みとは異なっている．

- 「しびれるような」「電気が走るような」「ぴりぴりするような」「焼けるような」「しめつけられるような」として表現される痛みが, 異常の生じた神経支配領域 (図3) に一致して出現することが多い.
- 痛みをがまんしてしまったり, 早期の除痛が行えずに対応が遅れてしまうと, 神経障害性疼痛となって痛みが長期にわたり残存してしまう (帯状疱疹後神経痛なども, 同様の機序で起こる).
- 痛みを訴える部位に異常がなく, 侵害受容性疼痛とは異なるパターンのため, ときに「気のせい」「精神的な痛み」などと判断されがちである.
- これらの痛みが, 身体的な機序をもった痛みであると理解することが重要である.
- 神経障害性疼痛にはさまざまな機序があり, すべてが解明されているわけではないが, それらのうちのいくつかをみていく.

ナトリウム (Na) チャネルの異所性発火 (図4)

- 神経が障害されると, その部位の Na チャネルの性状が変化し, 持続的に発火するようになる.
- そのため, 侵害受容器に刺激がなくても痛みの信号が上位中枢に伝達し, 痛みを感じる.
- 注射や手術などによる神経損傷後に痛みが残ってしまう場合や (カウザルギー), 腫瘍による直接の神経障害などにも Na チャネルの異所性発火が関与している.
- 肘を打ったときに, 前腕全体が痛くなる痛みに似た状態である.

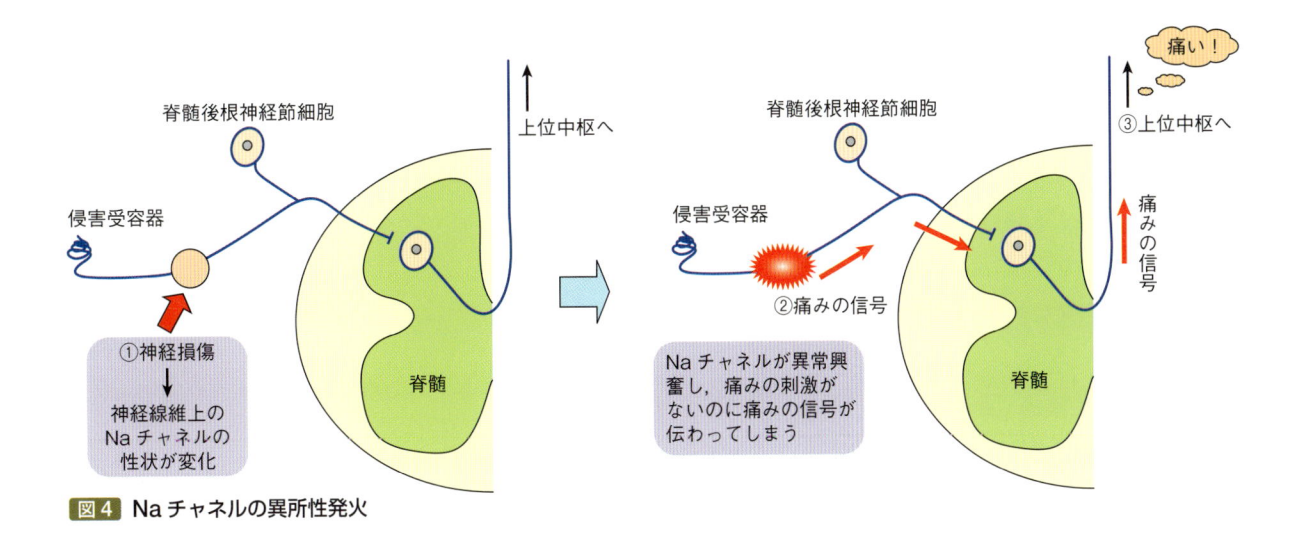

神経細胞の過敏化 (図5)

- 繰り返し痛み刺激が加わると, 脊髄後角などの神経細胞の反応性が変化し, 過敏になってくる.

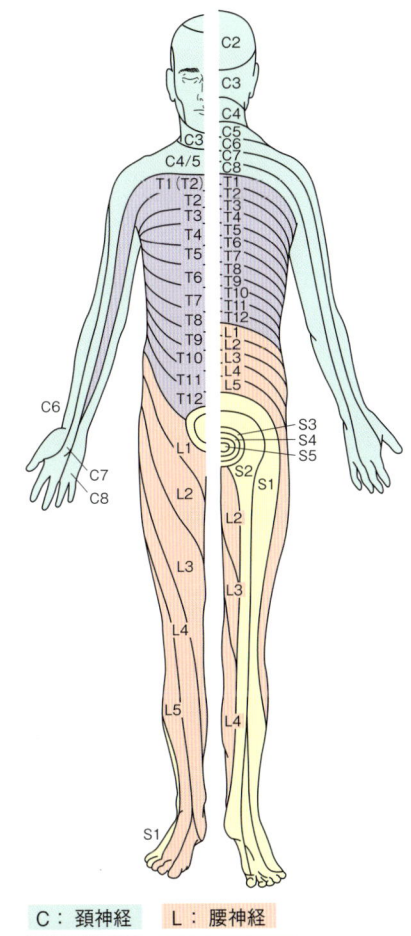

| C:頸神経 | L:腰神経 |
| T:胸神経 | S:仙骨神経 |

図3 神経支配領域 (デルマトーム:皮膚知覚帯)

図4 Na チャネルの異所性発火

2. がん疼痛の発生機序とメカニズム

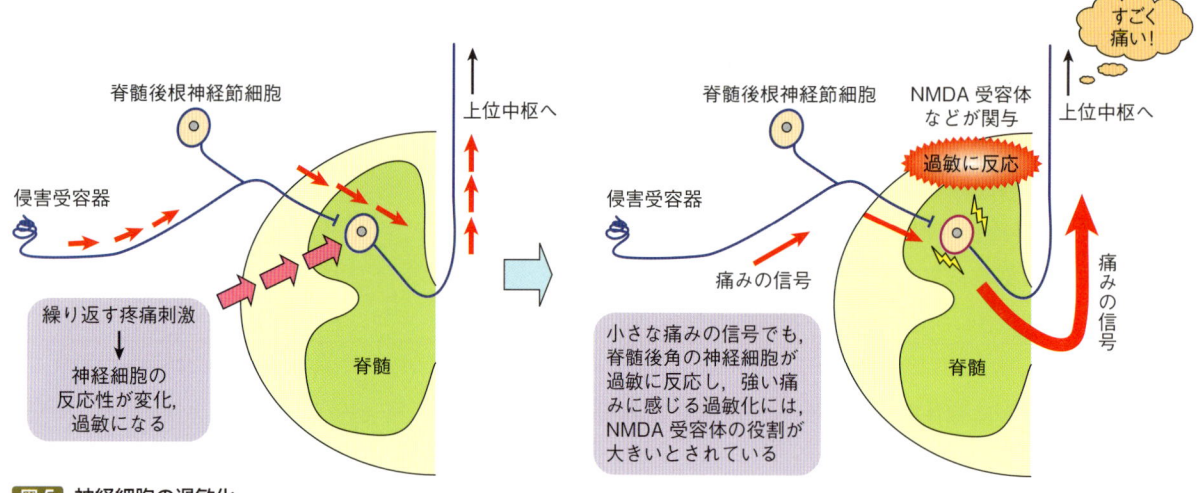

図5 神経細胞の過敏化

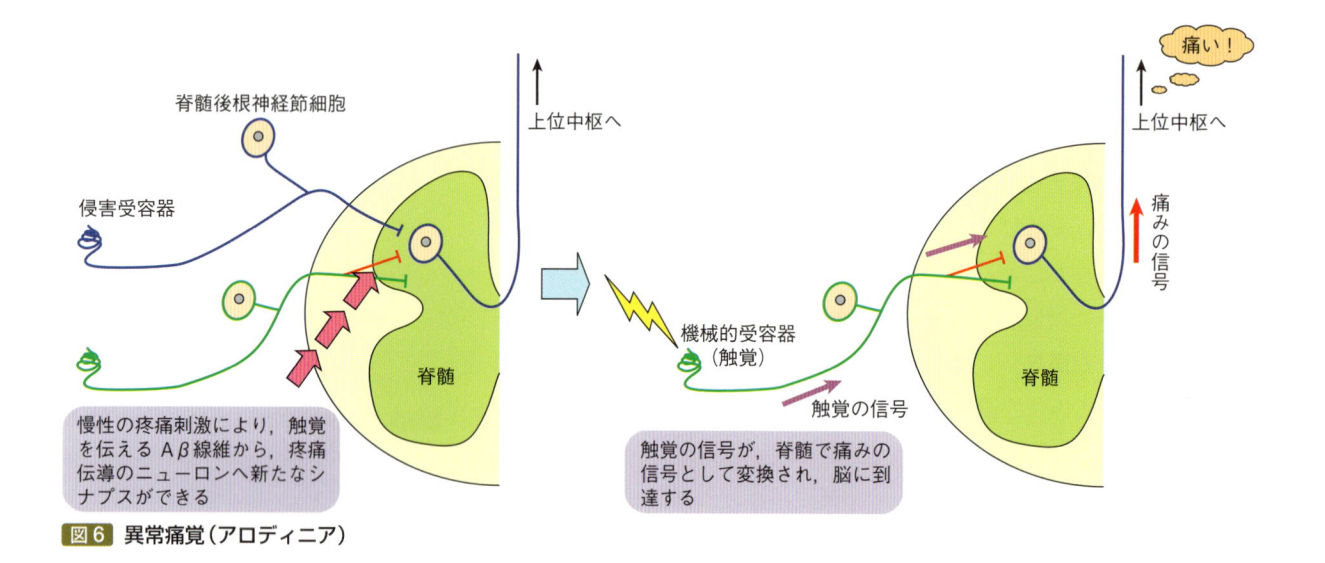

図6 異常痛覚（アロディニア）

- ふだんなら痛みの閾値以下のわずかな刺激でも，大きな痛みとして感じてしまうようになる．

異常痛覚（アロディニア）（図6）

- 痛みが継続すると，通常は触覚を伝える機械的受容器からの神経から，痛覚を伝える神経細胞へシナプスが形成される（シナプスの可塑性）．
- これにより，単に触っただけの触覚刺激が，強い痛みとして知覚されてしまう．

交感神経関与性疼痛（図7）

- 侵害受容器からの神経の一部は，脊髄内で交感神経に接続し，痛みや刺激部位が発赤／腫脹したりする反応を引き起こすメカニズムの

侵害受容器からのシナプスの一部は，脊髄を介して交感神経につながる（痛みや刺激部位の血管が拡張し，赤くなるなどの反応を引き起こしている）

交感神経から後根神経節細胞へシナプスが延びたり，近接した痛みの神経と短絡が形成される．また，交感神経からの伝達物質が痛みを引き起こす

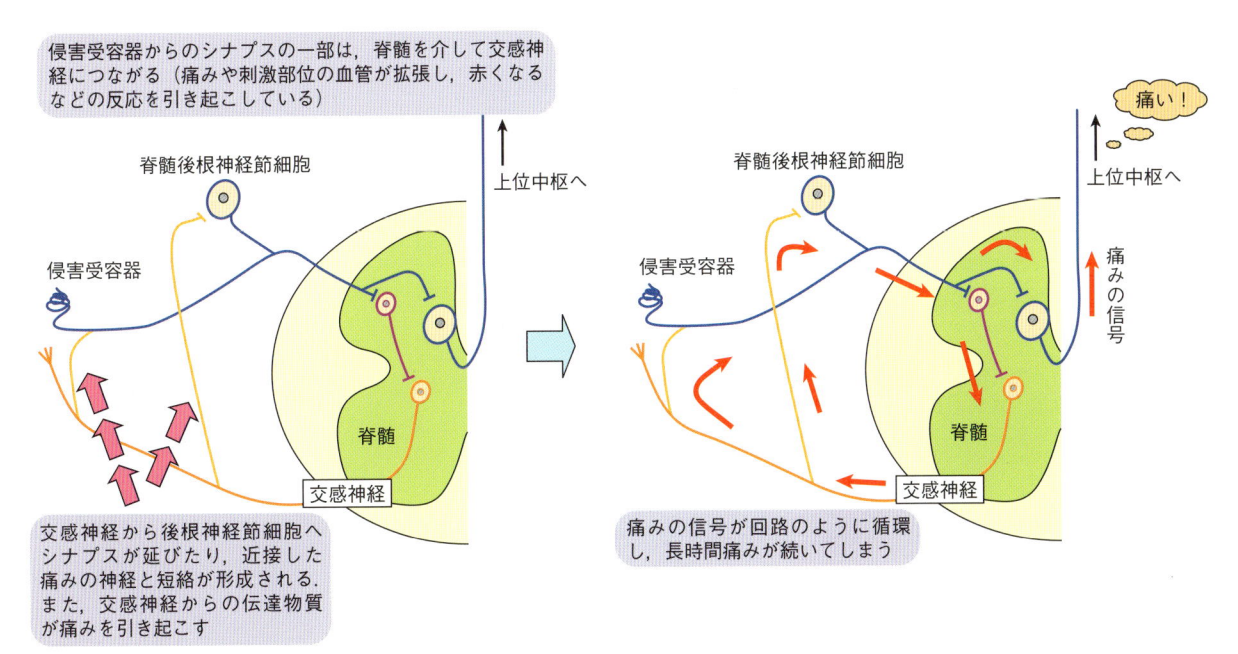

痛みの信号が回路のように循環し，長時間痛みが続いてしまう

図7　交感神経関与性疼痛

1つとなっている．
- 交感神経からの伝達物質が，痛みを引き起こす場合がある．
- また，痛みが継続すると，交感神経末端と侵害受容器近傍の神経が短絡を起こしたり，交感神経から脊髄後根神経節細胞へシナプスが接続されたりする．
- いったん発生した痛みの信号が回路となった神経を伝わり続け，痛みが増強されてしまう．
- 風呂などで温まると痛みが改善することがあるが，これは温熱刺激により交感神経が抑制されるためである．

　これらの神経障害性疼痛は，通常の鎮痛薬では効果は乏しく，神経の異常に対して効果のある鎮痛補助薬[※4]が使用される．

心因性疼痛

- 身体表現性障害（いわゆる古典的なヒステリー）の一種としてとらえられ，精神的な負荷を痛みとして表現するものが心因性疼痛である（表2）．
- この定義はいまだ変遷しており，がん疼痛がA～Eの定義を満たしてしまうこともよくみられ，慢性疼痛に対して一義的に使用すべきでないという考えもある．
- 痛みの訴えを意図的に偽装する詐病とは異なる点も重要である．
- 安易に心因性疼痛と診断し，有効な鎮痛補助薬や他の鎮痛手段な

❋4_**鎮痛補助薬**　鎮痛補助薬には，Naチャネルを遮断するような作用や，興奮した神経を抑制するなどの作用（下行抑制系を活性化させるような作用）をもった薬剤が多い．
- 抗うつ薬
  アミトリプチリン塩酸塩（トリプタノール®），デュロキセチン（サインバルタ®），ノルトリプチリン（ノリトレン®），アモキサピン（アモキサン®）など．
- 抗痙攣薬
  カルバマゼピン（テグレトール®），プレガバリン（リリカ®），ガバペンチン（ガバペン®），クロナゼパム（ランドセン®，リボトリール®）など．
- 抗不整脈薬
  リドカイン塩酸塩，メキシレチン塩酸塩（メキシチール®），フレカイニド酢酸塩（タンボコール®）など．
- 抗交感神経薬
  クロニジン塩酸塩（カタプレス®）
- ステロイド（神経圧迫を解除する）
などがよく使用される．

表2 DSM-Ⅳ-TR*5の疼痛性障害の定義(文献1より一部改変転載)

A	1つまたはそれ以上の解剖学的部位における痛みが臨床像の中心を占めており,臨床的関与に値するほど重篤である
B	その痛みは,臨床的に著しい苦痛または,社会的,職業的,またはほかの重要な領域における機能の障害を引き起こしている
C	心理的要因が,痛みの発症,重症度,悪化,または持続に重要な役割を果たしていると判断される
D	その症状または欠陥は,意図的につくり出されたり,ねつ造されたものではない
E	痛みは,気分障害,不安障害,精神病障害ではうまく説明されないし,性交疼痛症の基準を満たさない

✱5_DSM-Ⅳ-TR Diagnostic and Statistical Manual of Mental Disorder, Fourth Edition, Text Revision(精神障害の診断と統計の手引き第4版用修正版).米国精神学会の定めた精神疾患の診断などに関する基準.

どを使用しないことは避けなければならないが,通常の鎮痛薬は効果に乏しく,背景にある心理的要因への対処なしには改善が難しい.

下行抑制系の関与(閾値への影響)

- 精神が集中していると痛みを感じにくいことは,よく経験される.これは決して「気のせい」ではなく,中枢から脊髄に痛みの伝導を抑制するしくみ(下行抑制系)があるからである(図8).
- 上位中枢からの信号やさまざまな神経伝達物質が,中脳中心灰白質や橋などに分布するニューロンにはたらき,下行抑制系とよばれる神経系として,痛みの伝達の要である脊髄後角に向けて走行している.
- 集中しているとき,リラックスしているときなどには,下行抑制系がよくはたらき,脊髄後角から上位への痛みの信号が伝わりにくくなり,痛みが少なく感じられる.すなわち痛みの閾値が上がる.
- 反対に,イライラしているとき,不安なときなどには,この下行抑制系による痛みの伝達の抑制がないため,痛みの閾値が下がり,痛みをより多く感じることとなる.
- つまり,不眠への対処や抗不安薬,ケアや周囲の環境により痛みが少なくなることは,痛みの伝達機序からの裏づけがある.
- また,鎮痛薬や鎮痛補助薬としての抗うつ薬などは,下行抑制系のはたらきを高めることでも効果を発揮する.
- このような疼痛閾値の変動は,精神的な痛みである心因性疼痛とは別に考えるべきであり,「気のせいだから」とプラセボを使用する理由とはならない.
- リラックスできるような日常生活上の工夫,不眠や精神的負担へのケアは,疼痛治療において,鎮痛薬と並んで重要な柱となる.

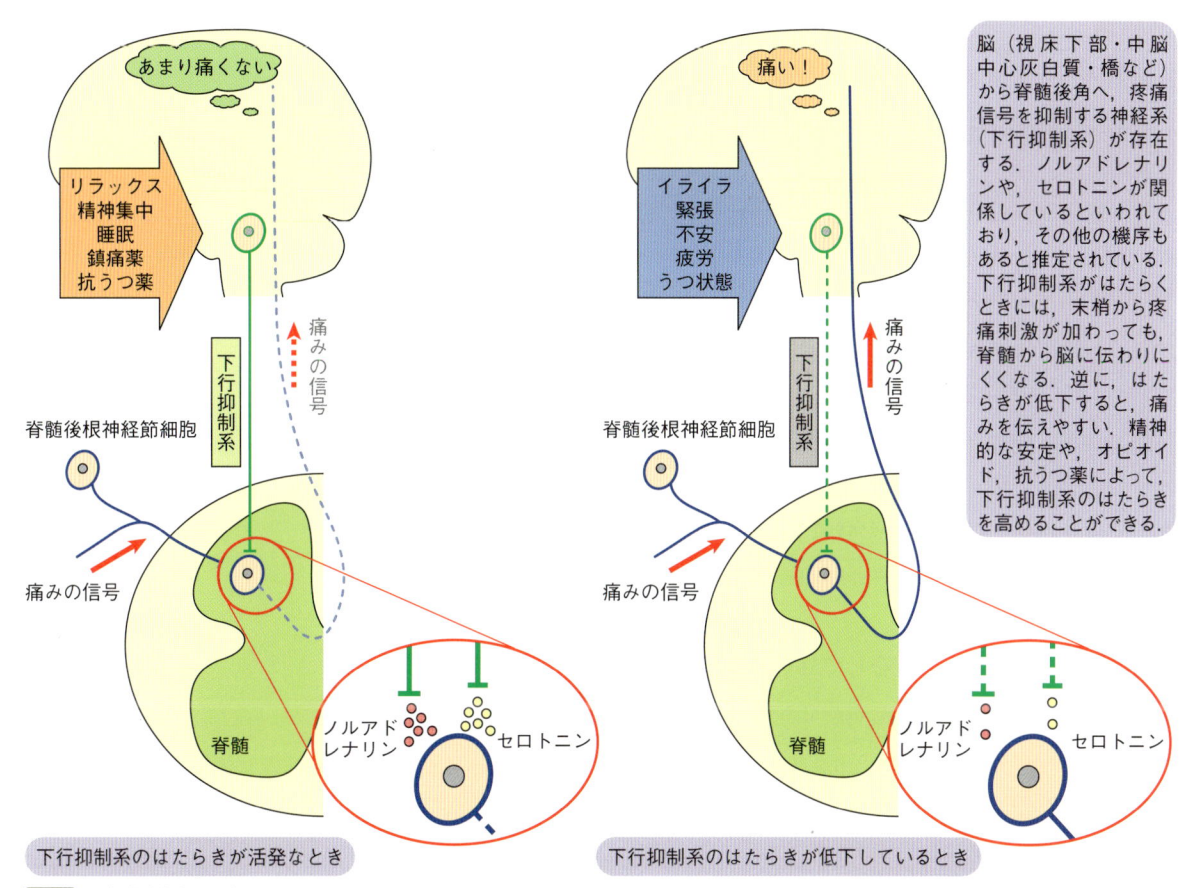

図8 下行抑制系の関与

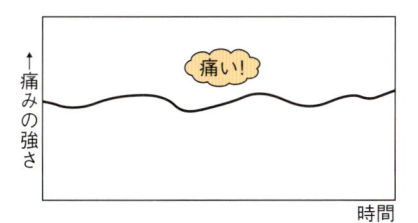

脳（視床下部・中脳中心灰白質・橋など）から脊髄後角へ，疼痛信号を抑制する神経系（下行抑制系）が存在する．ノルアドレナリンや，セロトニンが関係しているといわれており，その他の機序もあると推定されている．下行抑制系がはたらくときには，末梢から疼痛刺激が加わっても，脊髄から脳に伝わりにくくなる．逆に，はたらきが低下すると，痛みを伝えやすい．精神的な安定や，オピオイド，抗うつ薬によって，下行抑制系のはたらきを高めることができる．

図9 痛みの出現パターン

① 1日の大半で疼痛がある：持続痛
② 急激に増加する痛み：突出痛　ベースの疼痛はおおよそコントロールされる
③ 持続痛，突出痛の混合（患者はがまんしている）

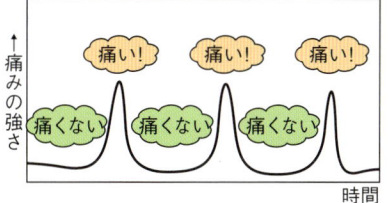

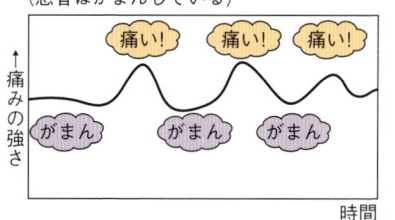

〝 がん疼痛の特徴 〟

- がんの痛みであっても，いつも一定の強さで出現するとは限らない（図9）．どのようなパターンで出現するかを知ることによって，鎮痛薬の種類，投与方法，生活上の工夫など，多角的な痛みへの対処が可能となる．

● 持続痛

- 長時間にわたり継続する痛みで，がん疼痛の多くの部分を占める．このような痛みにはあらかじめ決まった時間に鎮痛薬を投与すべきである．
- 十分な疼痛評価を行い，可能な限り低いレベルに近づける努力を行う．

● 突出痛 (breakthrough pain)

- 比較的短時間に増強する痛みで，定期的な鎮痛薬が十分に投与されていても約7割の患者で出現する．
- 体動や食事，姿勢などの疼痛増強因子の変動，浮腫の変動による神経への圧迫の変化，痛みの変動などが原因としてあげられる．
- 突出痛は持続痛とは異なり，ゼロにするのが難しいことも多いため，持続痛とは性質の異なる痛みとして対処することも必要である．

● 混合した痛み

- 実際の痛みは，これらが複合しており，レスキュー・ドーズを使用してある程度痛みが軽減した状態でも，患者ががまんしていることも少なくない．
- これらの痛みの出現パターンや，レスキュー・ドーズの効果を十分に評価する必要がある．
- 定期投与薬の増量をしたほうがよいのか，レスキュー・ドーズでの対応がよいのか，あるいはオピオイドが効果のある痛みなのかを判断できるため，レスキュー・ドーズを適切に，十分な量を使用することが治療上も大切になる．

引用・参考文献

1) 高橋三郎ほか訳：DSM-Ⅳ-TR 精神疾患の分類と診断の手引き 新訂版．医学書院，2003．
2) Howard S, et al（井上哲生ほか監）：痛みの治療薬 その基礎から臨床まで．エルゼビア・ジャパン，2005．
3) 土井永史：心因性疼痛の診断と治療．真興交易医書出版部，2003．
4) 柿木隆介ほか編：痛みの基礎と臨床．真興交易医書出版部，2003．
5) Twycross R（武田文和監訳）：トワイクロス先生のがん患者の症状マネジメント．医学書院，2003．

CHAPTER 2

がん疼痛のアセスメント

Chapter 2 がん疼痛のアセスメント

01 痛みのアセスメントの基本

Key Point
- 痛みのアセスメントは適切な疼痛治療の第一歩である．
- ペインスケールを用いる際は患者に適したスケールを使用する．
- がん疼痛は心理的，社会的，スピリチュアル（実存的）な要因が関与するため，アセスメントは多面的に行う．
- 患者が痛みをがまんしないで訴えることができるように，医療従事者と患者の間に良好なコミュニケーションが成立するように努める．

原 則 [1〜4]

- アセスメントにより，痛みの診断，治療方針，ケアの方向性，目標が導かれる．つまり，痛みのアセスメントは適切な疼痛治療の第一歩である．
- アセスメントは，患者自身の痛みの評価が基本となる．痛みを感じているのは患者以外の誰でもないからである．
- 評価ツールやフローシートを用いてアセスメントすると，よい鎮痛が得られることがわかっている．したがって，評価ツールを使用することが望ましい．
- 痛みは精神状態や社会的な問題にも大きく影響を受けるため，全人的なアセスメントを行うことが重要である．
- 患者と良好なコミュニケーションをとりながら，患者自身の主観的な体験と看護師の客観的な所見との双方を評価し，共有していく．

痛みのアセスメントの流れ [5]（図1）

- 「初期アセスメント」を行い，それをもとに治療法を選択する．
- 疼痛治療の効果と副作用を評価し「継続アセスメント」を行い，治

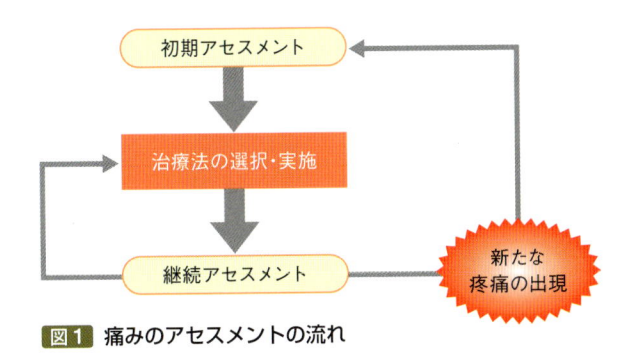

①初期アセスメントに応じた治療法を選択・実施する
②つづいて,治療による効果や副作用を中心とした継続アセスメントを行う
③継続アセスメントに応じた,治療法の再検討を行う
④新たな疼痛が出現した場合や痛みが変化した場合には,初期アセスメントに戻り新たに痛みの原因,治療法を検討する

図1 痛みのアセスメントの流れ

表1 痛みのアセスメント項目（文献6より一部改変転載）

初期アセスメント
1. 疼痛の性質と強さ（疼痛が複数箇所存在する場合は,おのおのを評価する）
   ①痛みの部位
   ②痛みの始まり（いつから）
   ③痛みの経時的変化（頻度,間欠的・持続的,時間経過による痛みの変化）
   ④痛みの性質（どのような感じの痛みか）
   ⑤痛みの強さ（ペインスケールの利用）
   ⑥痛みに影響する因子（増強因子・緩和因子,痛みと関連するほかの症状）
   ⑦いままでの治療（これまでの治療法とその効果）
   ⑧生活への影響（身体機能・社会機能・日常生活・精神状態への影響）
2. 痛みの原因を診断するために必要な身体所見,画像検査
   ①神経学的所見
   ②画像検査（CT,MRI,骨シンチグラフィなど）
3. 心理的・社会的およびスピリチュアルなアセスメント
   ①患者にとっての痛みの意味,心理的影響
   ②鎮痛薬でコントロールすることについての心配
   ③痛みや疼痛治療の経済的な負担
   ④患者のサポートシステム
4. 疼痛コントロールの目標

継続アセスメント
①治療の効果・副作用
②痛みの変化（強さ,部位,性質など）
③目標の達成度,満足度

治療方針を決定するために必要な項目を念頭においてアセスメントする

療方針の再評価を行う.
- 新たな痛みが出現した場合や,痛みが変化した場合には,初期アセスメントに戻り再評価を行う.

初期アセスメント[1)〜5), 7)]

- 表1に示した項目についてアセスメントを行い,適切な疼痛治療を選択する.

表2 痛みのアセスメント例

問診例	評価内容例
①痛みの部位	
・「どこですか?」と尋ねながら,痛みのある部位を正確に指し示すよう患者に求める.できれば,痛みの広がり(限局的かどうか,神経の支配領域に一致しているか),圧痛・感覚鈍麻・痛覚過敏✿1 の有無を確認する	・痛みの部位は,画像所見と合わせることにより,痛みの原因や痛みの種類を知る糸口になる
②痛みの始まり	
・いつごろから痛みが出ましたか? ・何かきっかけはありましたか?	・何時ごろから,何日前から,何週間前から,長時間歩いたあとから,重いものを持ったときから,転んだときから,がんが発症する数年前から.時期がわかることで,痛みの原因を探る情報源になる
③痛みの性質	
・どのような感じの痛みですか? 重い感じですか? それともビリビリする感じですか?(表現をあらかじめ提示すると患者は答えやすい)	・神経障害性疼痛などでは,「焼けるような」「刺すような」「電気が走るような」「しびれたような」などと表現されることが多い
④痛みの経時的変化—痛みが持続的か,間欠的か,突出痛の頻度,痛みの強くなる時間帯はないか	
・痛みは常に持続していますか? ・1日のうちで痛みに変化はありますか? ・決まった時間に痛くなったりしますか?	・1日1〜2回程度の突出痛⇒レスキュー・ドーズでの対応 ・薬の切れ際に痛くなる⇒定時薬の増量 ・明け方に痛みが強くなる⇒眠前薬の増量
⑤痛みの増強因子・緩和因子	
・こうすると痛みがひどく(よく)なる,というようなことはありますか?	・動作に伴う痛みは,動作方法の工夫,補助具の使用,レスキュー・ドーズの活用などの対応をする ・緩和因子があれば,それを生かす方法を相談する
⑥痛みの強さ(疼痛強度)	
・前回痛みの強さは5と言っていましたが,今日はどれくらいですか?	・ペインスケール(鎮痛効果をはかるものさし)で尋ねる
⑦これまでの治療法とその効果	
・いままでの鎮痛薬はどうでしたか?	・よく効いている,少し効いている,途中で効き目が切れる,だんだん効かなくなってきている,効かない.眠気が出てきた
⑧生活への影響	
・痛みのために眠れない(食欲が出ない,動けない,家事ができない,不安になる,イライラする)ということはありますか?	・痛み治療のゴールは痛みによる生活への影響を最小限にすることなので,痛みによる生活への影響を尋ねる

痛みが複数個所ある場合には,それぞれについて評価する

- 痛みのアセスメント例を,表2に示す.

痛みの性質と強さ

①痛みの部位

- 痛みの部位と既存の画像所見とを照らし合わせることで,痛みの原因病巣を同定しやすくなる.関連痛✿2 のように,痛みの部位と原因病巣の部位が一致しないこともある.

②痛みの始まり

- 痛みが「いつから始まったか」ということは,表3のような疼痛の原因を知るために有用である.

✿1_痛覚過敏 知覚過敏.痛み刺激を通常より強く感じる現象.また,通常なら痛みを起こさせない触れただけの刺激で,痛みや不快感を感じる現象はアロディニアとよばれている.いずれも神経障害性疼痛でみられることが多い.

✿2_関連痛 病巣と離れた部位に発生する痛み.内臓のがんや骨転移,とくに脊椎への転移に伴ってみられる.

表3 がん患者における疼痛の原因

①がん自体による痛み（浸潤，転移）
②がん治療による痛み（手術瘢痕，放射線・化学療法による口内炎，末梢神経障害など）
③がんに関連した痛み（筋攣縮，リンパ浮腫，便秘，褥瘡など）
④がんには関連のない痛み（筋・筋膜性疼痛，変形性脊椎症，関節炎など）

表中の因子が単独で痛みの原因となるとはかぎらず，複数の因子が複合して痛みの原因となっていることがある

表4 痛みの種類

痛み		痛みの分布と特徴	例
侵害受容性疼痛	体性痛	限局的 叩打痛，体動により増強 「うずく痛み」「刺し込む痛み」	骨転移 皮膚転移
	内臓痛	部位が不明確 圧痛，関連痛（放散痛） 嘔気・嘔吐，発汗などの随伴症状 「鈍い痛み」「深い痛み」	肝がんによる肝皮膜の痛み
神経障害性疼痛		神経の支配領域に一致 感覚鈍麻，知覚過敏などの随伴症状 「灼熱感」「刺すような痛み」「電撃痛」「しびれる」	Pancoast型肺がん＊ 直腸がんによる骨盤内神経叢浸潤

＊肺尖部胸郭浸潤がん

③痛みの性質

- 体性痛※3は，「ズキズキする」「ひりひりする」「うずくような」「鋭い」痛み，内臓痛※4は鈍痛，神経障害性疼痛※5では，「焼けるような」「刺すような」「電気が走るような」「ビリビリしびれたような」などと表現されることが多い（表4）．このように痛みの性質を知ることは痛みの診断につながる．

④痛みの経時的変化

- 持続痛※6か突出痛※7か，とくに痛みが強くなる時間帯はないかなどを尋ねる．これらの情報は治療方針を方向づけ，治療効果を判定するために必須である（表5）．

⑤痛みに影響する因子：増悪因子および緩和因子

- 何が痛みを緩和させるのか，何が痛みを増強させるのかを尋ねる．
- 体動時に増強する場合には，実際に動作をしてもらい痛みを確認しておくと，鎮痛効果の判定も容易になる．
- 患者が無理な動き方をしている場合には，痛みの出現しにくい動き方の指導や，補助具の導入，体動前にレスキュードーズの使用を促すことが有用である（表5）．むしろ痛みが体動時のみ出現する場合には，徐放性製剤※8を増量すると，眠気だけが増し，かえってQOL（生活の質：quality of life）を損なうことがある．

※3 **体性痛** 皮膚，骨，筋肉，胸膜や腹膜の傷害によって発生する痛み．骨転移の痛みが代表的である．

※4 **内臓痛** 消化管の炎症や閉塞，肝臓や腎臓，膵臓などの炎症や腫瘍による圧迫，臓器被膜の急激な進展が原因で発生する痛み．

※5 **神経障害性疼痛** 神経の傷害や圧迫，機能異常により発生する痛み．がんの神経浸潤，脊髄圧迫などで起こる．神経の支配領域に痛みや痛覚過敏などがみられる．

※6 **持続痛** 1日の大半を占める痛み．

※7 **突出痛** 一過性に増悪する痛み．

※8 **徐放性製剤** 消化管内で少しずつ溶けて薬物が放出され，徐々に吸収されるように工夫されている薬物．少しずつ溶け出るために薬効が長く続く．経口薬，坐剤，貼付剤などがある．

表5 突出痛のタイプ：病態と対処法（文献7より一部改変転載）

突出痛のタイプ		痛みの病態			対処例
		体性痛	内臓痛	神経障害性疼痛	
①予測可能なもの		骨・皮膚・筋肉転移による体動時痛	嚥下・排尿・排便などに伴う痛み	体動による神経圧迫，アロディニアなどに伴う痛み	・痛みの出にくい動作方法，環境設定，脊椎固定帯（コルセット），放射線治療 ・予防的レスキュー・ドーズ ・痛みの病態に応じた薬剤（非オピオイド鎮痛薬，鎮痛補助薬）
②予測できないもの	不随意な誘因があるもの	不随意な体動による痛み（ミオクローヌス，咳など）	蠕動痛，膀胱痙攣など	不随意な体動による神経圧迫などに伴う痛み	・痛みの病態に応じた薬剤（非オピオイド鎮痛薬，鎮痛補助薬）
	誘因なく生じるもの	何の誘因もなく生じる発作痛			・鎮痛補助薬が必要となることが多い
③定期鎮痛薬の切れめの痛み		鎮痛薬の薬効の切れめに出現する痛み			・定期鎮痛薬（オピオイド）の増量

NRS（numeric rating scale）
・0〜10の11ポイント

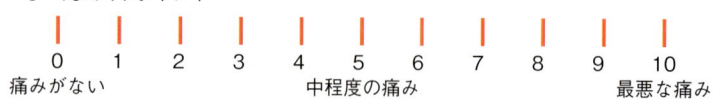

0　1　2　3　4　5　6　7　8　9　10
痛みがない　　　　　中程度の痛み　　　　　最悪な痛み

FS（Wong-Baker face rating scale）

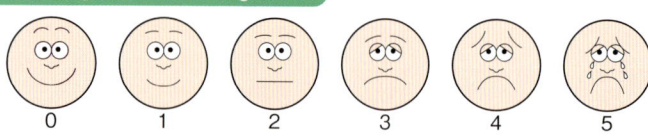

0　1　2　3　4　5

VAS（visual analogue scale）
・100mmの直線上に，痛みの強さの所に印をしてもらい，0mmからの長さを測定する

全く痛まない　　　　　　　　　　想像されるなかで最も痛い

VDS（verbal description scale）またはVRS（verbal rating scale）
・3段階から5段階の痛みの強さを表す言葉の順に並べたもの
例：0 なし，1 軽度，2 中程度，3 強度，（4 最悪の）

図2 ペインスケール

- 患者自身が痛みに影響する因子に気づくことによって，自己効力感[※9]を高めることができる．

⑥痛みの強さ（疼痛強度）
- 図2のようなペインスケールを用いて痛みの強さを評価する．
- 主観的なものである痛みや鎮痛効果に対してスケールを用いることにより，ある程度の客観性を与え，医療チームで情報を共有できる

❋9_自己効力感　自分に対する信頼感や有能感のこと．がん患者では，身体が自分の思うようにならないと感じることが多いため，自己効力感や自己コントロールできる感覚を高めることが大切なケアとなる．

という利点がある[5].
- 痛みを数値化することは，患者によっては負担な場合もあることに配慮する．ペインスケールが必ず必要なわけではない．
- スケールを使用するにあたっては，なぜ主観的な痛みを客観的に表現しなければならないのか，スケールを使用する理由を患者に説明することが大切である．そのうえで，複数のスケールの中で患者に合ったスケールを選択できれば理想的である．
- 痛みは心理的，社会的な要因に左右されるので，スケール上の数値といっても，単に身体的な痛みだけでなく，多面的な要因の影響を受けることは避けられない．そのような意味で，スケールもその客観性にはおのずと限界があり，主観性の域を出ない．このような限界をふまえたうえでスケールを使用する．

⑦これまでの治療法とその効果
- 痛みを緩和するためのいままでの治療方法，およびその効果（有効性と副作用）について尋ねる．いままでの治療の効果が明らかになることで，次に使用する鎮痛薬を検討するための参考になる．

⑧生活への影響
- 本来，疼痛治療の目標は，痛みを緩和することで痛みによる生活への影響を最小限にすることである．したがって，身体機能（体動困難によるADL（日常生活動作：activities of daily living）への影響），日常生活（睡眠，食欲），精神状態（気分），社会機能（家事，仕事）に痛みがどのように影響しているかを明らかにすることは重要である．

身体所見および画像検査
- 痛みの診断のために，必要な身体所見，神経学的な評価を行う．
- 体性痛では圧痛や叩打痛，神経障害性疼痛では知覚障害（知覚鈍麻，知覚過敏）や運動麻痺が特徴的である（表4）．
- 画像所見により痛みの原因と種類についての情報が得られる．

心理的，社会的およびスピリチュアルなアセスメント
- がん疼痛は心理的，社会的，スピリチュアルな要因が関与するため，アセスメントも多面的に行わなければならない．
- 表1のような項目をアセスメントする．
- 患者の中には，痛みは耐えるべきだとする信念をもっていたり，副作用・精神依存・耐性に対する懸念，錠剤や注射が増えることの負担などにより，痛みを訴えることを躊躇することがある．また「痛みは病気の進行のためではないか」「痛みを訴えると治癒をめざす治療をしてもらえないのではないか」「家族に心配をかけたくない」

「医療従事者を困らせないよい患者でありたい」などさまざまな思いをもっている場合がある.
- アセスメントにあたっては,このような疼痛治療やオピオイド[*10]に対する誤解や不安,信念に配慮した患者教育が重要である.さらに患者が痛みをがまんしないで訴えることができるように良好なコミュニケーションが必要である.

疼痛コントロールの目標
- 患者はそれぞれ異なる目標や個別的な価値観をもっており,患者ごとに除痛の目標を確認する.
- ペインスケールで,目標とするレベル(数値)を尋ねるのもよい.

> **✻10_ オピオイド** オピオイド受容体と親和性を示す化合物の総称.ここでは,がんの痛みを緩和する薬物(鎮痛薬)のこと.モルヒネ,オキシコドン,フェンタニルなどが代表薬である.

継続アセスメント[1)〜4)](表1)

治療の効果・副作用
- 疼痛治療の有効性や副作用を評価し,治療方針の再評価のためにアセスメントを継続する.
- 薬物の効果を評価する際には,個々の薬物における評価に適切な時間を考慮する.最高血中濃度になる時点での鎮痛効果と副作用,最低血中濃度の時点での鎮痛効果が重要である.
- 薬物の効果を評価するのも患者自身であるので,あらかじめ効果判定までの時間や日数を患者に伝えておくとよい.

痛みの変化
- がん患者では,病状の進行に伴って痛みが増強する傾向にある.新たな痛みが出現したときは,初期アセスメントに戻り再評価を行う.

目標の達成度・満足度
- 最終的な痛みの治療の目標は,患者が満足できるような鎮痛である.満足感も主観的なものである.
- 患者は,医療に対して不満足であっても,なかなか自発的には言えない.医療従事者側から,患者が満足しているか尋ねるようにする.

評価ツール(評価シート)

- 以上のアセスメント項目は,治療方針を決定していくうえで必要なものである.これらのアセスメント項目を系統的に評価,記録できるような評価ツール(評価シート)が使用されることが多い.

痛みのチェック表 ＿＿＿＿＿＿様

あなたの痛みが，あなたに合わせた方法や内容で十分に緩和されるためには，その痛みについて医師や看護師に伝えることが大切になります．
この日記は，あなたの痛みを医療者に伝えるための手助けとなるものです．
それぞれの項目についてチェックをしてスタッフに提示ください．

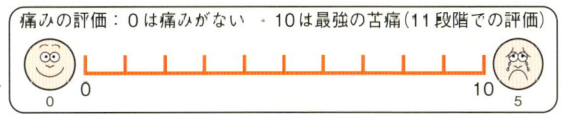

痛みの評価：0は痛みがない ・ 10は最強の苦痛（11段階での評価）

図3 患者用疼痛の評価シート例

▶ 評価ツールを使用する場合

- 患者自身によるものと，医療従事者が記載するものとに分けられる．参考例として，患者による評価シート（図3）と医療従事者による評価シート（図4）を示す．

［患者による評価］

- 患者自身が評価，記録し振り返ることは，痛みの増減パターンに気づくことを促し，自己コントロール方法を発見しやすくなる．また痛みを目に見える客観的なものにすることで不安が和らぐこともある．

［医療従事者による評価］

- 医療従事者が評価ツールを用いることにより適切な疼痛緩和が促進されるといわれている[8]．
- 看護師が系統立ててアセスメントできるようにアセスメントシートを作成し導入するとよい．アセスメントシートを記載できるような教育を行うことが必要である．

疼痛の評価シート

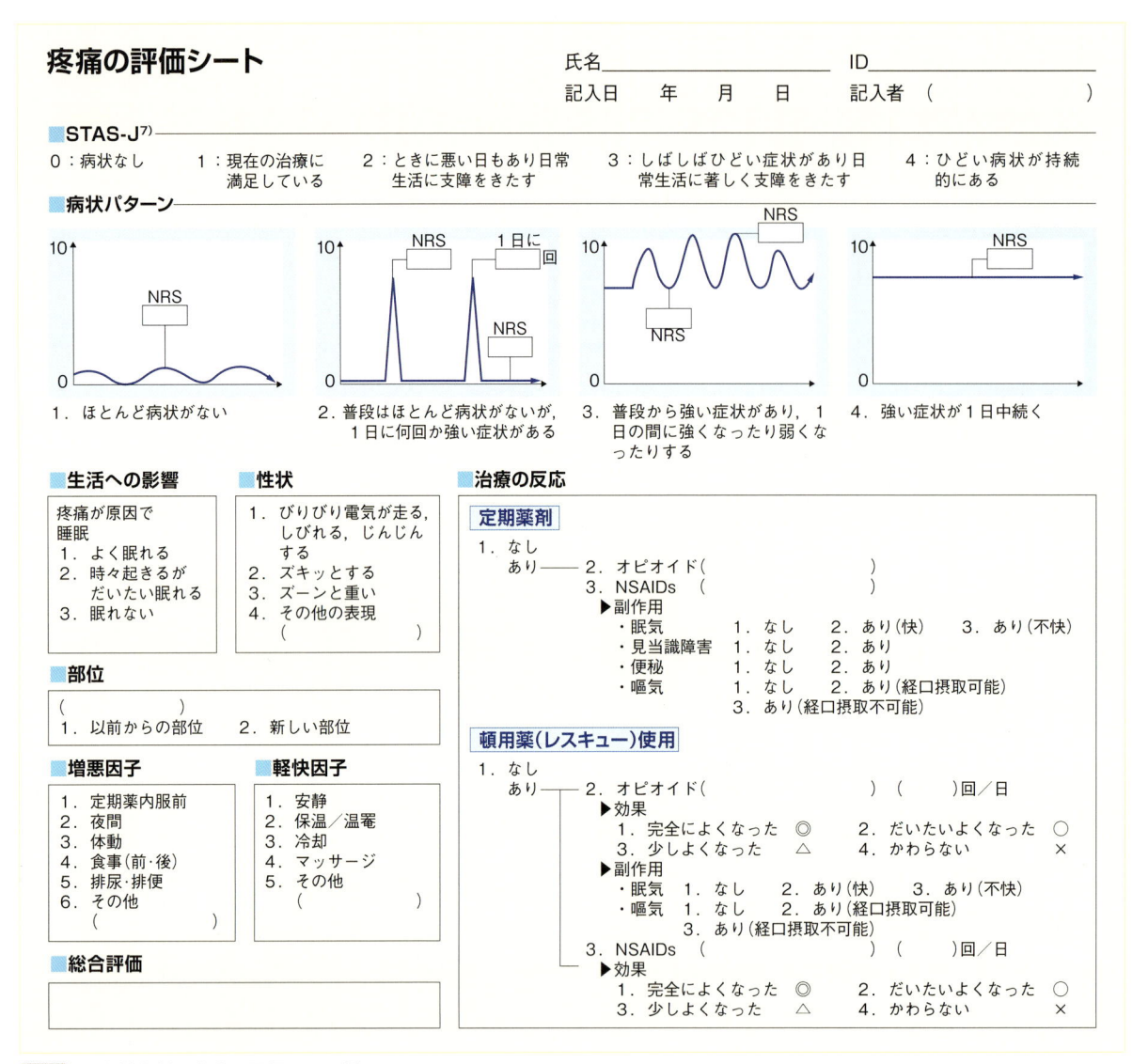

氏名＿＿＿＿＿＿＿＿＿＿　ID＿＿＿＿＿＿＿＿＿＿
記入日　年　月　日　記入者（　　　　　　　）

■ STAS-J[7]
0：症状なし　　1：現在の治療に満足している　　2：ときに悪い日もあり日常生活に支障をきたす　　3：しばしばひどい症状があり日常生活に著しく支障をきたす　　4：ひどい病状が持続的にある

■ 病状パターン

1．ほとんど病状がない
2．普段はほとんど病状がないが，1日に何回か強い症状がある
3．普段から強い症状があり，1日の間に強くなったり弱くなったりする
4．強い症状が1日中続く

■ 生活への影響
疼痛が原因で睡眠
1．よく眠れる
2．時々起きるがだいたい眠れる
3．眠れない

■ 性状
1．びりびり電気が走る，しびれる，じんじんする
2．ズキッとする
3．ズーンと重い
4．その他の表現（　　　）

■ 部位
（　　　　）
1．以前からの部位　2．新しい部位

■ 増悪因子
1．定期薬内服前
2．夜間
3．体動
4．食事（前・後）
5．排尿・排便
6．その他（　　　）

■ 軽快因子
1．安静
2．保温／温罨
3．冷却
4．マッサージ
5．その他（　　　）

■ 総合評価

■ 治療の反応

定期薬剤
1．なし
あり ─ 2．オピオイド（　　　　）
　　　　 3．NSAIDs（　　　　）
　▶副作用
　・眠気　　1．なし　2．あり（快）　3．あり（不快）
　・見当識障害　1．なし　2．あり
　・便秘　　1．なし　2．あり
　・嘔気　　1．なし　2．あり（経口摂取可能）
　　　　　　　3．あり（経口摂取不可能）

頓用薬（レスキュー）使用
1．なし
あり ─ 2．オピオイド（　　　　）（　　）回／日
　▶効果
　　1．完全によくなった ◎　2．だいたいよくなった ○
　　3．少しよくなった △　4．かわらない ×
　▶副作用
　・眠気　1．なし　2．あり（快）　3．あり（不快）
　・嘔気　1．なし　2．あり（経口摂取可能）
　　　　　　　3．あり（経口摂取不可能）
　　　　 3．NSAIDs（　　　　）（　　）回／日
　▶効果
　　1．完全によくなった ◎　2．だいたいよくなった ○
　　3．少しよくなった △　4．かわらない ×

図4 医療従事者用疼痛の評価シート例

評価ツールを使用しない場合

- 痛みが強く余裕がない，またはスケールを使用することが負担になる場合には，無理にスケールやツールを使用する必要はない．その場合は，薬効を知ることが治療を行ううえで必要であることを患者に伝え，薬効や処方内容の変更についての希望を表現してもらう．
- 問診例：「薬を始めて痛みはよくなっていますか？」「よくなっているが，まだ残っていますか？」「残っている痛みに対して，もう少し薬を増やしたほうがよさそうですか？」

引用・参考文献

1) 世界保健機関編（武田文和訳）：がんの痛みからの解放 – WHO方式がん疼痛治療法 第2版．金原出版，1996．
2) Woodruff R: Palliative Medicine, 4th ed. Oxford University Press, 2004.
3) Hanks G, et al(eds): Oxford Textbook of Palliative Medicine, 4th ed. Oxford University Press, 2010.
4) （NPO）日本緩和医療学会 緩和医療ガイドライン作成委員会編：痛みの包括的評価．がん疼痛の薬物療法に関するガイドライン2010年版．p.24〜30，金原出版，2010．
5) （NPO）日本緩和医療学会 がん疼痛治療ガイドライン作成委員会編：痛みのアセスメント．Evidence-Based Medicineに則ったがん疼痛治療ガイドライン．p.12〜25，真興交易医書出版部，2000．
6) American Pain Society: Assessment of cancer pain. in: Guideline for the Management of Cancer Pain in Adults and Children. 19〜31, 2005.
7) 余宮きのみ：ここが知りたかった緩和ケア 持続痛なのか突出痛なのか．p.80〜83，南江堂，2011．
8) 厚生労働科学研究 医療技術評価総合研究事業 緩和医療提供体制の充実に関する研究班：STAS（Support Team Assessment Schedule）日本語版スコアリングマニュアル．2004．
9) Faries JE, et al: Systematic pain records and their impact on pain control. A pilot study. A pilot study. Cancer Nurs, 14(6): 306〜313, 1991.
10) 恒藤 暁：最新緩和医療学．p.47，最新医学社，1999．
11) 厚生労働科学研究 がん対策のための戦略研究 緩和ケア普及のための地域プロジェクト．http://www.gankanwa.jp（2012年9月5日閲覧）

Chapter 2 がん疼痛のアセスメント

02 術後疼痛のアセスメント

> **Key Point**
> - 術後疼痛治療を十分に行うと順調な回復が促され，早期離床にもつながる．
> - 術前から痛みのアセスメントをはじめとしたケアを行う．
> - 術後疼痛に関与し影響を与える要因をアセスメントしておく．
> - 術後疼痛に関する知識を提供し，不安の解消をはかる．

原則

- 術後疼痛は，術後数時間から翌朝くらいまでのあいだをピークに，術後2～3日ほどで軽減する．創部の組織の炎症による体性痛と，内臓への侵襲による内臓痛がある．そのほか，筋肉痛，頭痛などの不快症状や精神的な苦痛が影響して痛みが増強される．
- 術後疼痛は時間の経過とともに軽減するとはいえ，一般的に激しい痛みである．そのため身体的なストレスが高まり交感神経系が刺激され，バイタルサインの異常や心筋虚血，麻痺性イレウスなどが生じ，術後の回復を遅らせる可能性がある．また不安や恐怖から不眠，不穏，見当識障害*1 を生ずることもある．
- 術後の疼痛治療を十分に行うことで，術後合併症を回避し順調な回復が促される．また患者の不安が軽減し早期離床にもつながる．
- 術後の患者のそばにいて，情報を得る機会が最も多いのは看護師であり，看護師は術後疼痛の軽減をより効果的に援助する役割を担っている．
- 術前から痛みのアセスメントをはじめとしたケアを行うことが重要である．

*1_見当識障害　見当識とは，時間，場所，人物や周囲の状況を正しく認識すること．見当識が障害されると，自分がいる場所がわからなくなったり，日時や季節がわからなくなる．

表1 術後疼痛に影響を与える要因

患者に関する項目	手術に関する項目
・年齢・性別 ・痛みに対する考え方，知識，おそれ ・過去の痛みの経験とおそれ ・痛みの表現方法 ・手術に対する受け入れ ・不安・孤独感 　（家族との関係，医療従事者との信頼関係）	・術式 ・術中体位，手術時間 ・手術の侵襲度 ・麻酔法 ・創の位置，大きさ ・ドレーンの位置，数

術前にアセスメントを行い，痛みに対する不安が最小限になるよう援助する

術前のアセスメント

- 術後疼痛はさまざまな要因により（表1），同じ手術を受けても患者によりその程度が異なり，訴え方も個人により大きな違いがみられる．
- 痛みに関する誤った認識や先入観，情報不足があると，患者は必要以上に痛みへの不安や恐怖心を抱くことになり，術後疼痛を増強させることにつながる．そのため，術前から術後疼痛に関与し影響を与える要因（表1）をアセスメントしておく．アセスメントをもとに，痛みに対する不安が最小限になるよう援助することが大切である．
- 術後起こりうる疼痛の経時的な変化や，鎮痛薬の投与計画，痛みをがまんする必要はないことなど，術後疼痛に関する知識を提供し不安を軽減する．

術後のアセスメント

- 痛みの部位，経時的変化，性質，強さ，増悪因子（表1），鎮痛薬の効果などをアセスメントする．創部痛のほかに，全身倦怠感やチューブ類による種々の苦痛が痛みとして表現される場合もあるので注意する．
- 痛みの強さは，ペインスケール（18ページ，図2）を用いて表現してもらうとよい．痛みを数字で表現することにより，患者自身も術後の痛みが確実に軽減していることが認識でき，安心感や回復への動機づけになる．
- 痛みを増強させる要因として，ドレーンや点滴による不自然な体位，

安静度や痛みによる体動困難，同一体位による腰背部痛，筋緊張による肩こり，筋肉痛，不安，孤独感，不眠，なじみのない環境などがあげられる．こういった痛みの増悪因子には看護師によるケアが有効なので，詳細にアセスメントする．

- 鎮痛薬の効果と副作用を評価し，必要な鎮痛法や投与量を調整する．安静時の痛みは数日で軽減するので，安静時と体動時に分けた痛みの評価が必要である．
- 患者の訴え以外にも，患者の苦痛による表情や，筋緊張，姿勢，体動，血圧上昇，心拍数増加，呼吸促迫なども痛みのアセスメントの参考にすることができる．
- 創部痛以外に，縫合不全やイレウス，狭心症，心筋梗塞など，術後合併症による痛みが生じる場合もある．合併症による痛みも念頭において，痛みをアセスメントしバイタルサインの変化を観察する．

引用・参考文献
1）北野雅子ほか：術後疼痛のマネジメント．ナーシング，17（8）：73〜79，1997．

CHAPTER 3

がん疼痛マネジメントの基本

Chapter 3 がん疼痛マネジメントの基本

01 がん疼痛マネジメントの原則

> **Key Point**
>
> - がん疼痛のマネジメントとは，詳しい問診とていねいな診察，患者の全人的な痛みについて十分に理解することである．
> - 入院や鎮痛薬への不安や恐怖から，痛みのあることを認めたがらない患者がいることを理解する．
> - 家族が患者の痛みの程度や性格をどのように評価しているかの情報を得る．
> - 治療方針や治療薬の選択は，正確な原因追及に基づいて行う．
> - 痛みの原因と機序について十分に説明する．
> - がん疼痛マネジメントには段階的な目標を設定をする．
> - 医師や看護師などのケア担当者は，定期的に情報交換をする機会を設ける．
> - 治療目標は現実的かつ段階的に設定する．
>   ・第1の目標は，痛みに妨げられずに夜間の睡眠時間が確保できること．
>   ・第2の目標は，日中の安静時に痛みがない状態で過ごせること．
>   ・第3の目標は，起床時や体動時の痛みの消失ができること．
> - 神経障害性疼痛（神経因性疼痛）は症状の完全な緩和は困難なことがある．

- がん疼痛マネジメントを行うには，詳しい問診とていねいな診察とともに，患者の全人的な痛みの理解が重要である．そのうえで痛みの原因や性状を把握し，患者に十分に説明を行い，治療法の選択を行う（表1）．
- 治療開始に際しては，段階的な治療目標を設定し，継続した評価を繰り返していくことが欠かせない．これらのことをふまえて，以下にがん疼痛マネジメントの原則について述べる．

表1 がん疼痛マネジメントの原則

1. 詳しい問診と診察
2. 原因の診断
3. 十分な説明
4. 症状や病態に応じた治療法の選択
5. 目標設定
6. 効果と副作用の継続した評価

詳しい問診と診察

- 問診を行う際は，痛みを患者が表現するとおりにとらえ，過小評価しないように注意する．そのうえで患者をていねいに診察し，患者の痛みについて理解することが重要である．
- 一方で，入院やオピオイドなどの鎮痛薬への不安や恐怖から，痛みのあることを認めたがらない患者がいることも，理解する必要がある．
- 患者が痛みについて適切に表現できない場合（幼児や脳障害のある成人など）は，食事や睡眠など日常生活動作（activities of daily living：ADL）の変化，表情，身体反応（血圧，脈，自律神経刺激症状[※1]）の変化などを理解することもカギとなる．
- しかし，持続的に痛みがある場合は，嘔気・発汗などの自律神経刺激症状を欠くため，痛みが軽く評価されがちである．このため抑うつや心因性の痛みと間違えられることがある．
- 痛みが激烈であるか，発生したばかりか，間欠的である場合のみ，自律神経刺激症状がみられる点には注意が必要である．
- また，家族が患者の痛みの程度や性格などをどのように評価しているかなどの情報を得ることも重要である．
- こまやかな情報収集，日常生活に沿った継続した痛みのアセスメントは，看護師の重要な役割と考えられる．
- 痛みのアセスメントに関しては，身体面だけでなく，精神面，社会面，スピリチュアルな面の問題（スピリチュアルペイン[※2]）も把握する必要がある．そして，それらが相互に関連する「全人的苦痛（トータルペイン）」として考えると理解しやすい（図1）．

※1 **自律神経刺激症状** 瞳孔散大，発汗増加，過呼吸，頻脈，血圧上昇，嘔気など，交感神経系の亢進による症状．

※2 **スピリチュアルペイン** 自己存在の意味や価値にかかわる，より深いレベルの痛み（図1）．

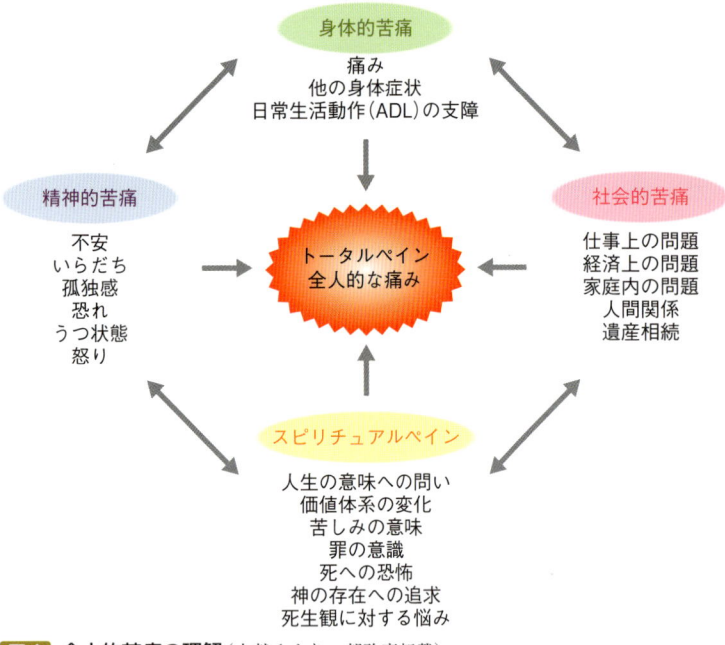

```
                    身体的苦痛
                     痛み
                   他の身体症状
                 日常生活動作（ADL）の支障

  精神的苦痛                              社会的苦痛
    不安                                  仕事上の問題
   いらだち          トータルペイン        経済上の問題
    孤独感           全人的な痛み         家庭内の問題
    恐れ                                  人間関係
   うつ状態                                遺産相続
    怒り

                  スピリチュアルペイン
                   人生の意味への問い
                   価値体系の変化
                   苦しみの意味
                   罪の意識
                   死への恐怖
                   神の存在への追求
                   死生観に対する悩み
```

図1 全人的苦痛の理解（文献1より一部改変転載）

原因の診断

- 原因を正確に診断することは，治療方針や治療薬の選択に重要である．問診と診察に加え，検査の施行が必要な場合もある．
- 痛みが強い場合には痛みの緩和を優先し，痛みが軽減してから検査するような柔軟な対応が必要である．痛みの原因が確定するまで鎮痛薬を使わないという方針は決してとるべきではない．
- 骨シンチグラフィやCT（computed tomography），MRI（magnetic resonance imaging）の画像診断は，治療方針の決定のみならず，今後の経過を推測するうえでも重要なカギとなる．
- これらの検査所見と痛みの所見とを関連づけることが重要であるが，診断学的検査の限界を知ることも必要である．
- 骨シンチグラフィでは骨髄腫やリンパ腫，過去の放射線治療の部位に偽陰性が出現すること，CTでは骨と軟部組織はよく見えるが脊椎全体の撮影は難しいこと，MRIでは骨はCTほどよく見えないが，脊椎や脳は撮影しやすいことなどを理解しておく．

十分な説明

- 痛みの原因の説明が十分にされないと，患者は不安に感じたり，いらいらしたりすることが多いため，痛みの原因と機序について十分に説明することが重要である．
- 病名が告げられていない場合でも，痛みの原因を説明することは可能であり，そのことは痛みのマネジメントや精神的援助を行ううえで不可欠である．検査を行う場合も同様である．
- 説明の前に，患者がどこまで知っているか，患者がどこまで知りたいかを理解することは重要である．
- 説明する際は患者が理解できるわかりやすい言葉を使い，説明後に質問を促すようにひと言声をかけることも忘れてはならない．

症状や病態に応じた治療法の選択

- 痛みの緩和は，さまざまな治療法によって実現される(表2)．
- それぞれの患者に合わせた個別性のある治療法を，患者のニーズに応じて選択する必要性がある．
- 痛みのマネジメントは，鎮痛薬を用いた治療法が基本であるが，痛みによっては薬物以外の鎮痛法[※3]を検討すべきである．そのなかでも，骨転移痛に対する放射線治療などは有効な手段としてあげられる．

> ❋3_薬物以外の鎮痛法　Chapter5「薬物療法以外のがん疼痛治療」(98～117ページ)参照．放射線治療，神経ブロック，補完代替療法(アロマテラピー，音楽療法ほか)．

目標設定

- がん疼痛マネジメントの際には，段階的な治療目標設定が重要である．
- 効果判定を行うのは患者自身であるため患者の目標を基本とするが，治療目標は以下のように現実的かつ段階的に設定する(表3)．
・第1の目標は，痛みに妨げられずに夜間の睡眠時間が確保できること．
・第2の目標は，日中の安静時に痛みがない状態で過ごせること．
・第3の目標は，起床時や体動時の痛みの消失ができること．

表2 がん疼痛マネジメントの内容例

方法	手段		備考
薬物療法	鎮痛薬	非オピオイド	アスピリン，アセトアミノフェン，非ステロイド性消炎鎮痛薬（non-steroidal anti-inflammatory drugs：NSAIDs）
		弱オピオイド	コデイン，トラマドール
		強オピオイド	オキシコドン，モルヒネ，フェンタニル
	鎮痛補助薬	抗痙攣薬	フェニトイン，カルバマゼピン，クロナゼパム，プレガバリン，ガバペンチン
		抗うつ薬	アミトリプチリン，アモキサピン
		抗不安薬	ジアゼパム，ヒドロキシジン
		抗不整脈薬	メキシレチン，リドカイン
		向精神薬	クロルプロマジン，ハロペリドール
		コルチコステロイド	プレドニゾロン，デキサメタゾン，ベタメタゾン
		その他	ビスホスホネート
病理学背景の補正	放射線治療	局所体外照射	骨転移など
		半身照射	上半身，下半身
		放射線医薬品	ストロンチウム
	化学療法	原疾患に応じて	
	内分泌治療	乳がん	タモキシフェン
		子宮内膜がん	
		前立腺がん	
	外科手術	長管骨の骨転移部の安定化	
		脊柱管の減圧，固定	
		腸閉塞の解除	
	経皮的インターベンション	椎体形成術	
		椎骨形成術	
痛覚求心路の遮断	局所麻酔薬		リドカイン，ブピバカイン
	神経破壊法	化学的破壊法	アルコール，フェノール
		冷凍凝固法	
		熱凝固法	
	脳外科的治療法	コルドトミー	
精神的アプローチ	コミュニケーション，患者教育など	コミュニケーション	傾聴，理解，共感
		説明	痛みの原因・機序など
		患者教育	薬物の使用法，オピオイドに対する誤解の補正
	心理学的療法	認知行動療法	
		精神力動的療法	
薬物以外の治療法	物理療法	局所加温，局所冷却	
		経皮的電気神経刺激術	
		鍼	
		マッサージ	
生活様式・環境の改善	痛みを増強する行動の回避	安静	
		ADL制限	
		リハビリテーションによる指導	
	痛みの部位の固定	頸椎カラー	
		コルセット	
		吊り包帯	
	装具，器具の使用	歩行器	
		車椅子	
		リフト	

表3 がん疼痛治療の目標

第1目標	痛みに妨げられない夜間の睡眠時間の確保
第2目標	日中の安静時の痛みの消失
第3目標	起床時や体動時の痛みの消失

- 最終的にはこれらの目標を達成し,除痛の継続と平常の日常生活に近づけることが求められる.
- しかし,骨腫瘍の場合,体動時痛を動いても痛くないようにするなど除痛が難しい場合がある.また神経障害性疼痛[4]の場合,痛みや感覚障害などの症状の完全な緩和が困難な場合もある.
- これらのことを患者に理解してもらえるように,繰り返していねいに説明することが重要である.

✿4_**神経障害性疼痛** 神経因性疼痛.神経組織の直接損傷や圧迫などにより出現する痛みの総称.持続的あるいは突発する自発痛.しびれる,電気が走る,刺される,などの異常な感覚表現を特徴とする.

効果と副作用の継続した評価

- 新しい治療が行われた場合,定期的に評価および必要な検査を行いマネジメントの計画を修正していく必要がある.
- 使用する鎮痛薬の効果と副作用を評価し,効果的な疼痛マネジメントへと変更し,さらに繰り返し評価することが大切である.
- また治療中に,痛みの程度や病態が変化することがしばしばみられる.
- 患者の病態や全身状態は変化しやすいため,薬物を変更する場合は,原則として一度に一剤とするのが安全である.
- また評価と治療の継続には,チームアプローチが欠かせない.
- ケアを担当する看護師の観察に基づいた対応の調節が重要である.
- 医師,看護師をはじめとするケア担当者が,情報交換をする機会を定期的に設けることが望ましい.

引用・参考文献
1) 恒藤 暁:最新緩和医療学.p.7,最新医学社,1999.

Chapter 3 がん疼痛マネジメントの基本

02 WHO方式がん疼痛治療法の考え方

Key Point

- 「WHO方式がん疼痛治療法」は，鎮痛薬使用の5原則と「WHO三段階除痛ラダー」から成り立つ．
- 突出痛に対しては臨時追加投与（レスキュー・ドーズ）が必要である．
- 鎮痛薬の適量を決めるには効果判定を繰り返しつつ，調節する必要がある．
- オピオイド鎮痛薬には標準投与量がないことを理解する．
- 患者に対しては鎮痛薬の正しい使用法をよく説明する．肝障害，腎障害のある場合は注意が必要である．

❝ WHO方式がん疼痛治療法とは ❞

- がん疼痛治療の成績向上をめざして作成された「WHO方式がん疼痛治療法」を公表するために，「がんの痛みからの解放」の第1版が1986年に，そして1996年には第2版がWHO（世界保健機構：World Health Organization）から出版された．
- その後，世界各国語に翻訳されており，がん患者を痛みから解放することに貢献している．以下の記述は1996年に発表されたWHO方式に準拠する．
- WHO方式がん疼痛治療法とは，次の6項目から構成される治療戦略であり，包括的な緩和ケアの中の1要素としてがんの痛みのマネジメントを実践すべきであると示されている．

① チームアプローチによる，がん患者の痛みの診断とマネジメントの重要性
② 詳細な問診，診察，画像診断などによる痛みの原因，部位，症状の十分な把握の必要性
③ 痛みの治療における患者の心理的，社会的およびスピリチュアル

な側面への配慮と患者への説明の重要性
④症状や病態に応じた薬物または非薬物治療の選択
⑤段階的な治療目標の設定
⑥臨床薬理学に基づいた鎮痛薬，鎮痛補助薬[*1]の使用法

- 各国のフィールド調査では，WHO方式がん疼痛治療法により70〜80%以上の除痛率が得られている．
- 近年，WHO方式がん性疼痛治療法に含まれる推奨のいくつか（ラダー2段階目の必要性，経口投与の優先など）については再検討が必要であるとする示唆があるが，がん性疼痛の緩和治療において現在も重要な役割を果たし続けている．
- WHO方式がん疼痛治療法は，治療にあたって守るべき「鎮痛薬使用の5原則」と痛みの強さによる鎮痛薬の選択，ならびに鎮痛薬の段階的な使用法を示した「WHO三段階除痛ラダー」から成り立っている．

> ✿1_ **鎮痛補助薬** 主たる薬理学的作用としては鎮痛作用がないが，鎮痛薬と併用すると鎮痛効果を高めたり，特定の状況下で鎮痛効果を出現させたりする薬物．

鎮痛薬使用の5原則

- 痛みの治療は薬物療法と非薬物療法の組み合わせが必要となるが，

表1 WHO方式がん疼痛治療法の鎮痛薬リスト（文献1から一部改変転載）

薬剤群	代表薬	代替薬
非オピオイド鎮痛薬	アスピリン アセトアミノフェン イブプロフェン インドメタシン	コリン・マグネシウム・トリサルチレート[*1] ジフルニサル[*1] ナプロキセン ジクロフェナク フルルビプロフェン[*2]
弱オピオイド鎮痛薬 （軽度から中等度の強さの痛みに用いる）	コデインリン酸塩	デキストロプロポキシフェン[*1] ジヒドロコデイン アヘン末 トラマドール塩酸塩
強オピオイド鎮痛薬 （中等度から高度の強さの痛みに用いる）	モルヒネ塩酸塩	メサドン[*1] ヒドロモルフォン[*1] オキシコドン塩酸塩 レボルファノール[*1] ペチジン[*3] ブプレノルフィン[*4] フェンタニルクエン酸塩[*5]

*1 日本では入手できない薬．
*2 原著では，基本薬リストにあげられていないが，非オピオイドの注射用製剤としてはフルルビプロフェンの注射用製剤（ロピオン®）がある．
*3 がん疼痛での継続的な使用は推奨されていないが，他のオピオイド鎮痛薬が入手できない国があるため，表に残された薬．
*4 経口投与で著しく効果が減弱する薬．
*5 フェンタニルクエン酸塩は，経皮吸収型製剤（パッチ剤）と注射液が使用できる．フェンタニルクエン酸塩・パッチを使用できる国が限られていることから，原著では基本薬リストにあげずに文中での記載にとどめている．

表2　鎮痛薬使用の5原則

1. 経口的に（by mouth）
2. 時刻を決めて規則正しく投与（by the clock）
3. 除痛ラダーに沿って効力の順に（by the ladder）
4. 患者ごとに個別的な量で（for the individual）
5. そのうえで細かい配慮を（attention to detail）

鎮痛薬の使用が主役を果たす（表1）．

- なおWHO方式がん疼痛治療法とは，非オピオイド鎮痛薬やオピオイド鎮痛薬の使用に加え，鎮痛補助薬，副作用対策，心理・社会的支援などを包括的に用いた鎮痛法であり，加えて，薬物に抵抗性の痛みには，神経ブロックなどの薬物以外の鎮痛法をWHO三段階除痛ラダーの適用と並行して検討すべきであるとしている．
- WHOは，鎮痛薬を用いて除痛の継続とがん患者の日常生活を平常に近づけるために，表2に示した5原則を守った鎮痛薬の投与を行わなければならないとしている．

❶経口的に（by mouth）

- がんの痛みに使用する鎮痛薬は，簡便かつ用量調節が容易で，安定した血中濃度が得られる経口投与とすることが最も望ましい．
- 経口投与の利点は，器具を使用せずにどの場所でも継続した鎮痛が得られることにある．
- しかし，嘔気や嘔吐，嚥下困難，消化管閉塞などのみられる患者には，坐剤の使用や持続皮下注入法，持続経静脈投与，貼付剤による経皮投与などを検討する必要がある．

❷時刻を決めて規則正しく投与（by the clock）

- 痛みが持続性であるときには，時刻を決めた一定の使用間隔で投与する．
- 通常，がん疼痛は持続的であり，鎮痛薬が切れると再び痛みが生じてくる．
- 鎮痛薬の効果が切れる前に次の鎮痛薬を投与することが重要である．
- 痛みが出てから鎮痛薬を投与する頓用方式は行うべきではない．
- 加えて，突出痛（鎮痛薬により痛みが治まっている患者に突然一時的に表れる痛み）に対しては，レスキュー・ドーズ（レスキュー）*2 が必要になる．
- このため鎮痛薬の定期投与と同時にレスキュー・ドーズを設定し，患者に使用を促すことも不可欠である．

*2_レスキュー・ドーズ（レスキュー）　臨時追加投与のこと．また痛みの増強時に追加投与する薬物のこと．

❸ 除痛ラダーに沿って効力の順に（by the ladder）

- 鎮痛薬をWHO三段階除痛ラダーに従って順次選択していく．
- ある鎮痛薬を増量しても効果が不十分な場合は，必ず効果が1段階強い鎮痛薬に切り替える．重要なことは，患者の予測される生命予後の長短にかかわらず，痛みの程度に応じて躊躇せずに必要な鎮痛薬を選択することである．またオピオイド使用時も，禁忌でないかぎり非オピオイド鎮痛薬を併用すること，さらに必要に応じて鎮痛補助薬を併用することが重要である．

❹ 患者ごとに個別的な量で（for the individual）

- 前述したように鎮痛薬を定期投与し，投与量を調節したうえで除痛をはかっていくことが，WHO方式がん疼痛治療法の基本である．
- 個々の患者の鎮痛薬の適量を求めるには効果判定を繰り返しつつ，調整していく必要がある．
- その際，非オピオイド鎮痛薬や弱オピオイドであるコデインリン酸塩やトラマドール塩酸塩には有効限界（ceiling effect）[3]があるとされる．
- 一方で，モルヒネ塩酸塩，オキシコドン塩酸塩，フェンタニルクエン酸塩などの強オピオイド鎮痛薬には標準投与量というものがないことを理解しておくことが非常に重要である．
- 適切なオピオイド鎮痛薬の投与量とは，その量でその痛みが消え，眠気などの副作用が問題とならない量である．
- 増量ごとに痛みが軽減すれば，その鎮痛薬を増量することで除痛できる可能性が大きい．
- レスキュー・ドーズを行いながら，完全な除痛が得られる投与量（1日総投与量とレスキュー・ドーズ1回量）を決定する．

❺ そのうえで細かい配慮を（attention to detail）

- 痛みの原因と鎮痛薬の作用機序についての情報を患者に十分に説明し協力を求める．
- 時刻を決めて規則正しく用いることの大切さを患者によく説明する．
- また，予想される副作用についても予防策を事前に行ったうえで，それについて患者にあらかじめ話しておくべきである．
- 副作用対策が十分でない場合，患者は服薬を中止してしまうことが多い．
- また，患者にとって最良の鎮痛が得られ，副作用が最小となるように治療を進めるには，治療による患者の痛みの変化を観察し続けていくことが大切である．

✿3_ 有効限界　一定量以上に増量しても副作用が増すばかりで，鎮痛効果が増強しなくなること．

- 痛みが変化したり，異なる原因の痛みが出現してくることもあるため，痛みの原因や性状を見極めたうえで，強い痛みから対応する．
- そのうえで，効果と副作用の評価と判定を頻回に行い，適宜適切な鎮痛薬への変更や鎮痛補助薬の追加を考慮することが重要である．
- がんの病変の治療（手術や放射線，化学療法など）によって，痛みの原因病変が消失あるいは縮小した場合は，オピオイドの漸減を行う．
- 神経ブロックなどにより痛みが急激に弱まったときは，投与量の減量（もとの量の25％程度に減量）が必要な場合もある．
- その際には急激な中断は避け，退薬症状に注意したうえでの計画的な減量が必要である．
- そのほか，患者の病態の把握は欠かすことができない．肝障害，腎障害のある場合はオピオイド鎮痛薬および代謝産物の血中濃度が上昇するため，とくに注意が必要である．
- 高齢者はオピオイドの薬物動態[4]が変化しているため，少量からの開始が基本である．
- 加えて，不安・抑うつなどの患者の心理状態・精神状態に配慮していくことは，円滑な疼痛治療を行ううえで非常に重要である．

❋4_ 薬物動態　薬物の体内における吸収分布，代謝，排泄などの動態のこと．

" WHO三段階除痛ラダー "

- 鎮痛薬は図1に示したWHO三段階除痛ラダーに沿って選択する．

```
                                    中等度から高度の
                                      強さの痛み
                                         ▼
                       軽度から中等度の            ┌─────────────┐
                         強さの痛み               │ 強オピオイド │ 第3段階
                             ▼                  │ ・モルヒネ塩酸塩│
           軽度の痛み      ┌──────────────┐      │ ・フェンタニル │
              ▼           │ 弱オピオイド │      │   クエン酸塩   │ 第2段階
         ┌──────────────┐ │ ・コデインリン酸塩│ │ ・オキシコドン塩酸塩│
         │              │ │ ・オキシコドン塩酸塩│ └─────────────┘
         │              │ │ ・トラマドール塩酸塩│
         │              │ └──────────────┘
         │   非オピオイド                                      │ 第1段階
         │  （アセトアミノフェン，NSAIDs）± 鎮痛補助薬         │
         └─────────────────────────────────────────────────────┘
```

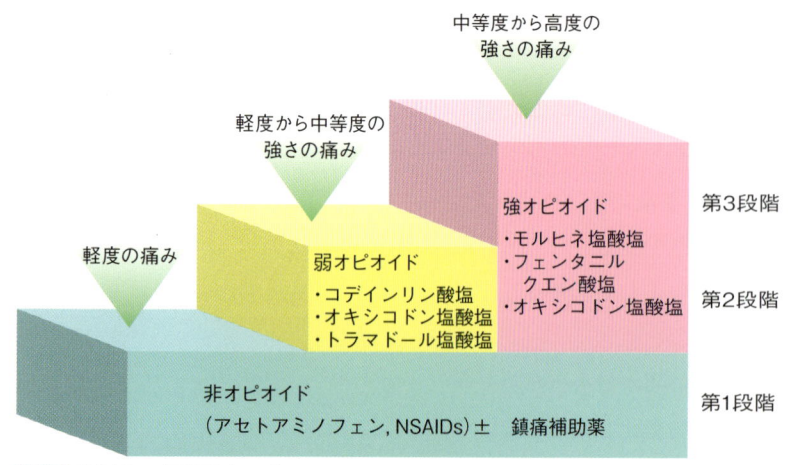

図1 WHO三段階除痛ラダー（文献1から引用）

- ある鎮痛薬を増量しても効果が不十分な場合は，同じ効力のほかの鎮痛薬ではコントロールできないため，必ず効果が1段階強い鎮痛薬に切り替える．
- ただし，必ずしも第1段階から始める必要はなく，痛みの強さによっては第2段階または第3段階の薬物から開始する場合もある．
- 重要なことは，患者の生命予後の長短にかかわらず，痛みの程度に応じて躊躇せずに必要な鎮痛薬を選択することである．
- また，薬物に抵抗性の痛みには神経ブロックなどの薬物以外の鎮痛法も検討する．

第1段階

- 軽度の痛みには，第1段階の非オピオイド鎮痛薬を使用する．これらの薬物は耐性や依存性はないが，副作用と有効限界があるため標準投与量以上の増量は基本的には行わない．なお痛みの原因によっては，第1段階から鎮痛補助薬を併用する．

第2段階

- 非オピオイド鎮痛薬が十分な効果を上げないときには，第2段階に移り非オピオイド鎮痛薬に「軽度から中等度の強さの痛み」に用いるオピオイドを追加する．この段階でも必要により鎮痛補助薬の使用を検討する．
- 第2段階の基本薬としては，弱オピオイドであるコデインリン酸塩，トラマドール塩酸塩があげられる．痛みの強さに応じて漸増するが，これらには有効限界があるとされている（コデインリン酸塩700mg/日程度，トラマドール塩酸塩400mg/日程度）．
- 第2段階の時点から「中等度から高度の強さの痛み」に対して用いるオキシコドン塩酸塩を使用することもある．オキシコドン塩酸塩には，低用量製剤があることから中等度の痛みの時点からも使用しやすく，疼痛の増強に合わせて薬物を変更せずに増量することで疼痛緩和が可能である．

第3段階

- 第2段階で痛みのコントロールが十分でない場合は，第3段階の薬物に変更する．
- それぞれのオピオイドの特性を理解したうえで薬物の選択を行うことが重要であり，基本的には1つの薬物を選択する．
- オキシコドン塩酸塩の使用が開始されていた場合は，同剤の増量での対応が可能である．
- モルヒネ塩酸塩やフェンタニルクエン酸塩，オキシコドン塩酸塩などの強オピオイドは，有効限界がないので，増量すればその分だけ

鎮痛効果が高まる．状況に応じてオピオイドローテーション※5やオピオイドの併用を行う．
- 第3段階でも，禁忌でない限り非オピオイド鎮痛薬を併用し，加えて鎮痛補助薬の使用を検討する．

※5_**オピオイドローテーション** 患者の状況によって最も適したオピオイド鎮痛薬を選択し，変更していくこと．

引用・参考文献
1) World Health Organization：Cancer pain relief. 2nd ed. World Health Organization, Geneva, 1996.
2) Watson, et al：Oxford handbook of palliative care．p.169〜235．Oxford University Press，2005.
3) 恒藤 暁：最新緩和医療学．p.47〜49．最新医学社，1999.
4) 林 章敏：オピオイドの最適投与法－特にモルヒネについて．Nippon Rinsho, 65（1）：35〜40，2007.
5) 林 章敏：鎮痛薬—薬理学的な角度から．緩和医療学，9（4）：69（397）〜82（410），2007.
6) Maltoni M, et al：Validation study of the WHO analgesic ladder：A two-step vs three-step strategy. Support Care Cancer, 13（11）：888〜894．Epub 2005．
7) Zech DF, et al：Validation of World Health Organization Guidelines for cancer pain relief：A 10-year prospective study. Pain, 63（1）：65〜76, 1995.
8) Twycross R, et al（武田文和監訳）：トワイクロス先生のがん患者の症状マネジメント．p.13〜32．医学書院，2010.
9) 日本緩和医療学会緩和医療ガイドライン作成委員会：がん疼痛の薬物療法に関するガイドライン2010年版．金原出版，2010.

CHAPTER 4

がん疼痛に対する薬物療法

Chapter 4 がん疼痛に対する薬物療法

01 がん疼痛薬物療法の基礎

> **Key Point**
> - 薬物療法の基本は，WHO方式がん疼痛治療法である．
> - 薬物を使用するときには，どの作用を期待して投与しているのか，がん疼痛のメカニズムをもとに考えることが基本である．

❝ がん疼痛への対応 ❞

- がん疼痛の伝わるメカニズムをもとに，疼痛への対処を考えると理解しやすい（図1）．
- 痛みの発生を抑え，侵害受容器での痛みの感知を抑え，痛みの伝達を抑え，痛みの認知を抑え，下降性抑制系を強めることで，痛みの軽減を図る．
- 薬物療法のみならず，ほかの対処法も考慮することが重要である．

❝ 薬物療法の基礎としての WHO方式がん疼痛治療法 ❞

- 薬物療法の基礎は，5原則からなるWHO[※1]方式がん疼痛治療法

[※1]_WHO　世界保健機構：World Health Organization.

図1 がんの痛みのメカニズム

痛みの伝わる経路
① 侵害受容器 ②
　↓ 末梢性伝導路（神経繊維：A繊維，C繊維）
　脊髄上行路
　脊髄視床路＋脊髄網様体路　　③
⑤下行抑制系 ↑
　視床および大脳 ④
　　↓ 視床：痛みを意識
　　　大脳：中心後回の感覚野…脊髄視床路からの刺激により，痛みの部位を知覚する
　　　　　　前頭葉…………脊髄網様体路からの刺激により，感情反応，反射的，意識的な運動を引き起こす

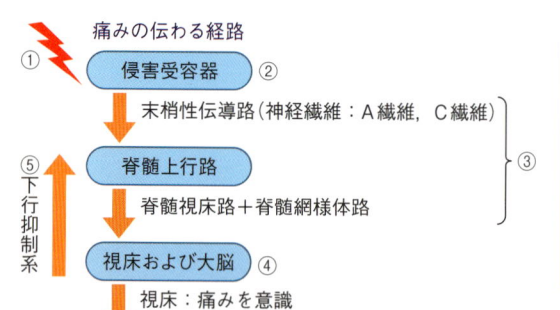

①の痛みの発生を抑える方法として，がん治療や骨折の固定などがある
②の侵害受容器のレベルで鎮痛をはかる方法として，非ステロイド性消炎鎮痛薬（non-steroidal anti-inflammatory drugs：NSAIDs）の投与がある
③の痛みの神経伝達を抑制する方法として，種々のオピオイドの投与や鎮痛補助薬，神経ブロックなどがある
④の痛みを認知する中枢への対応として，視床ブロックなどがある
⑤の下行抑制系を賦活する方法として，アロマテラピーやスピリチュアルケア，その他のリラクゼーションをはかる方法や鎮痛補助薬の投与などがある

である（表1）．

- どこでも施行でき，どの科の医師でも使え，高率に有効であることが特徴である．
- 経口投与や経皮投与など，患者が簡便に使用できる方法で投与する．
- 弱い痛みには弱い痛み止めを使用し，強い痛み止めには強い痛み止めを使用するようにし，患者の痛みを適切に緩和する（図2）．
- また，神経障害性疼痛に対しては，鎮痛補助薬を適切に使用する（図3）．
- 個々の患者の痛みが消失するように，患者ごとに適切な痛みの量を求めながら使用する．このことをタイトレーションという（56ページ参照）．
- がん疼痛の特徴は持続性の疼痛（持続痛）と，突出痛が混在することである．持続性の疼痛は，鎮痛薬の持続時間が過ぎると当然出現してくるため，それぞれの薬物の持続時間に応じた適切な投与間隔で，時刻を決めて規則正しく痛み止めを投与することが必要である．また，突出痛にはレスキュー・ドーズを適切に使用する（58ページ参照）．

表1 WHO方式がん疼痛治療法5つの基本原則

1	できるかぎり簡便な経路で投与する (by mouth)
2	個々の患者の痛みが消失する量を求めながら用いる (for the individual)
3	効力の順に鎮痛薬を選ぶ (by the ladder)
4	時刻を決めて規則正しく投与する (by the clock)
5	これらの4原則を守ったうえで，細かな点にも注意する (attention to detail)

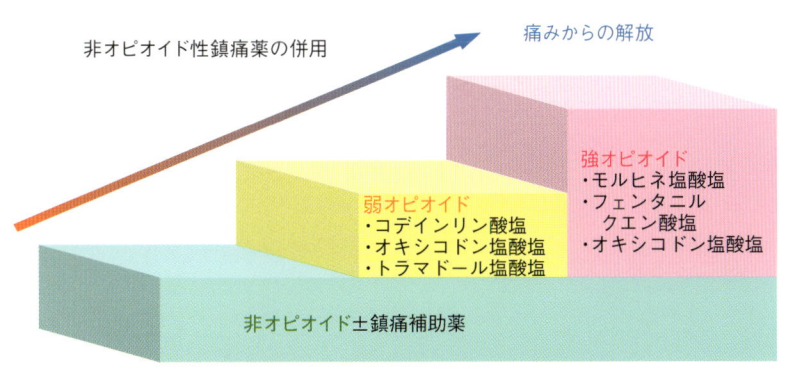

図2 WHO方式がん疼痛治療法：三段階除痛ラダー（文献1より引用）

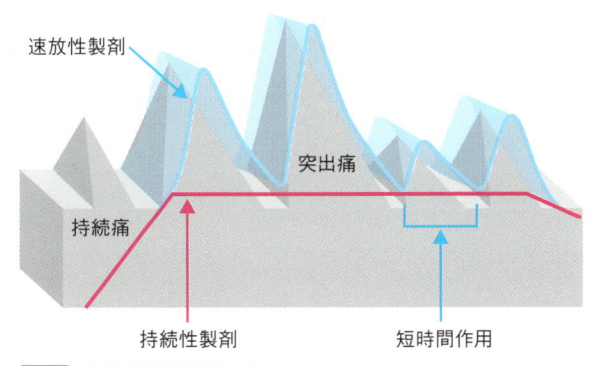

図3 鎮痛補助薬の使い方
患者の必要に応じて速放性製剤の使用量なども調節する

- これらの原則を守ったうえで，副作用対策などを含めた細やかな配慮や対応が必要である（61ページ，表7）．

〝 がん疼痛への対応の原則 〟

- 症状をよく観察して病態を理解し，原因を正確に診断する．
- 十分に説明することで，患者は安心する．
- 症状はできるだけ予防できる方法で対応する．
- がん性疾患は進行性の疾病であるため，疼痛治療も繰り返して評価する．
- 治療はなるべく簡潔なものにする．
- 同僚に意見を求めながら，他の視点でも観察するようにする．

引用・参考文献
1) World Health Organization：Cancer pain relief. 2nd. World Helth Organization, Geneva, 1996.

Chapter 4 がん疼痛に対する薬物療法

02 非オピオイド鎮痛薬

> **Key Point**
> - 非オピオイド鎮痛薬には非ステロイド性消炎鎮痛薬（non-steroidal anti-inflammatory drugs：NSAIDs）とアセトアミノフェンがある．
> - WHO三段階除痛ラダーの全段階で使用される．
> - 胃腸障害を避けるため可能な限りNSAIDsにはプロトンポンプ阻害薬を併用する．
> - 使用の鉄則は，できるだけ短時間型を，必要最小限量で，できるだけ短期間の使用とする．

非オピオイド鎮痛薬とは

- 非オピオイド鎮痛薬には非ステロイド性消炎鎮痛薬（non-steroidal anti-inflammatory drugs：NSAIDs）とアセトアミノフェンがある．
- 両者は鎮痛補助薬とともにWHO三段階除痛ラダー（38ページ参照）の第1段階に位置づけられている．
- WHO三段階除痛ラダーの第2段階（軽度から中等度の強さの痛み），第3段階（中等度から高度の強さの痛み）にもオピオイドと併用される．
- 炎症を抑える作用（抗炎症作用）および解熱作用，鎮痛作用は両者にあるが，アセトアミノフェンの抗炎症作用は弱い．
- 炎症による痛み，骨転移痛など侵害受容器[※1]性の痛みに効きやすく，神経線維自体の障害による痛み，つまり神経障害性疼痛には効きにくい．
- 神経障害性疼痛には鎮痛補助薬を第1選択として使用する（Chapter4「5. 鎮痛補助薬」（85〜95ページ）参照）．

※1_侵害受容器　組織を損傷するおそれのある刺激を感知する，末梢神経にある受容器．

```
                    細胞膜リン脂質
                         │
                     ホスホリパーゼ
                         │
                     アラキドン酸
         COX-1 経路   ╱         ╲   COX-2 経路
              COX-1  ←  NSAIDs  →  COX-2
                     阻害   阻害
      プロスタグランジン E₂              各種プロスタグランジン
         骨血流維持                     痛み, むくみ
      プロスタグランジン I₂
         胃腸粘膜保護
      トロンボキサンチン A₂
         血小板凝集
```

図1 アラキドン酸カスケード

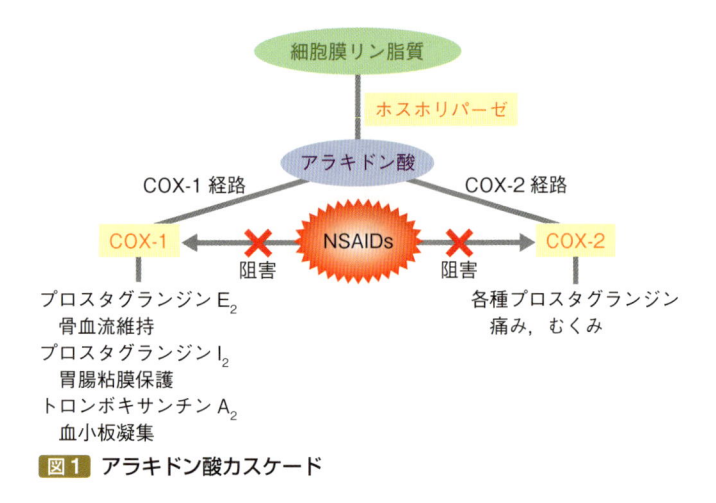

非ステロイド性消炎鎮痛薬とは

- ステロイド以外の薬剤で抗炎症効果をもつもののうち,一般的にはシクロオキシゲナーゼ(cyclooxygenase:COX)阻害薬を指す.

作用機序

- 細胞膜のリン脂質にシクロオキシゲナーゼという酵素が働くと,プロスタグランジンが産生される.この一連の流れをアラキドン酸カスケードという(図1).
- COXはアラキドン酸カスケードの律速段階[※2]の酵素である.
- COXには胃粘膜・腎・血小板に常に存在する(これを構成型酵素と呼ぶ)COX-1と,炎症・発熱・痛みなどにより誘導されて発現する(これを誘導型酵素と呼ぶ)COX-2がある.
- COX-1から産生されるプロスタグランジンは,通常胃腸粘膜や腎の血流,血小板機能を保つのに役立っている.
- COX-2から産生されるプロスタグランジンは,炎症の症状である浮腫・疼痛・発熱を引き起こす.
- 損傷を受けた組織や・感染などで炎症を起こしている組織,また腫瘍周囲からは構成型のCOX-1と誘導型のCOX-2から,起炎物質・発痛物質であるプロスタグランジンが放出される.
- 侵害受容器の活性化は,脊髄や脊髄後角でもCOX-2を誘導し,それにより生成されたプロスタグランジンは中枢神経の感受性を増して痛覚過敏をもたらす.
- NSAIDsはこれらのCOXを阻害してプロスタグランジンの合成を抑制することで,抗炎症効果・鎮痛効果をもたらす.

※2_**律速段階** 化学反応がいくつかの段階を経るときに,そのうちで変化速度が最も遅い段階のこと.この段階で全体の反応速度が支配される.

- 塩基性 NSAIDs は炎症部位で起炎物質であるヒスタミン・セロトニンと拮抗して抗炎症効果をもたらす[1].
- 解熱作用は視床下部でのプロスタグランジン産生を抑制することにより起こると考えられている.
- NSAIDs は COX-1,COX-2 を阻害するものと,COX-2 を選択的に阻害する薬剤が発売されている.
- COX-2 選択的阻害薬は胃腸障害などの副作用が少ないが,鎮痛・抗炎症効果は従来のものを上回るほどではない.

NSAIDs の動態
- 経口投与された NSAIDs は胃,十二指腸,小腸で吸収され,坐剤で投与された場合は直腸粘膜から吸収される.
- 経口投与の場合,鎮痛効果はたいてい 30 分程度で発現し,持続時間は薬剤による(表1).
- 肝臓で代謝された後,腎臓から排泄される.

化学構造による NSAIDs の分類

- NSAIDs は化学構造により酸性,中性,塩基性に大きく分かれる.
- 酸性 NSAIDs は抗炎症・鎮痛・解熱作用が強い.
- 塩基性 NSAIDs は鎮痛作用が主で,抗炎症作用は弱いがアレルギーが少ない特徴がある.

NSAIDs の副作用

- NSAIDs の副作用を表2に示す.

消化管潰瘍[2]
- 表3の場合,胃潰瘍,十二指腸潰瘍,小腸潰瘍のリスクは格段に増える.
- COX-2 選択的阻害薬は非選択的 COX 阻害薬(これまでの NSAIDs)に比べて,症状のある潰瘍や粘膜出血を半減させる.
- プロトンポンプ阻害薬(proton pump inhibitor:PPI)やミソプロストールの併用は,NSAIDs 単独に比べて胃潰瘍,十二指腸潰瘍を減らす.
- 従来の NSAIDs に PPI を併用したのと,COX-2 選択的阻害薬では胃腸障害の副作用に差がない.

表1 主なNSAIDsとアセトアミノフェン

	分類	一般名	製品名	血中濃度半減期[時間]	最高血中濃度到達時間[時間]	特徴
NSAIDs 酸性	サリチル酸系	アセチルサリチル酸	アスピリン	2〜5	0.5	少量で血小板凝集抑制作用
	アントラニル酸系	メフェナム酸	ポンタール®	2.3	2	細粒，シロップ剤あり
	プロピオン酸系	イブプロフェン	ブルフェン®	1.8	2.1	
		フルルビプロフェンアキセチル	ロピオン®	5.8	0.1	注射薬，炎症組織親和性（ターゲット療法）
		ナプロキセン	ナイキサン®	14	2〜4	
		ロキソプロフェンナトリウム	ロキソニン®	1.2	0.5	プロドラッグ，細粒あり
	アリール酢酸系	ジクロフェナクナトリウム	ボルタレン®	1.2	2.7	錠剤
			ボルタレン®SR	2.3	6	徐放性カプセル剤
			ボルタレン®坐剤	1.3	1	坐剤
		ナブメトン	レリフェン®	21	4	プロドラッグ，1日1回投与
		エトドラク	ハイペン®	6	1.4	COX-2選択的阻害薬
	インドール酢酸系	インドメタシンナトリウム	インダシン®	6	1	COX-1阻害薬選択性が高い
			インダシン®坐剤	14	2	
		インドメタシンファルネシル	インフリー®	6.5	5.6	プロドラッグ
	オキシカム系	アンピロキシカム	フルカム®	42	4	プロドラッグ，1日1回投与
		メロキシカム	モービック®	28	7	COX-2選択的阻害薬
中性	コキシブ系	セレコキシブ	セレコックス®	5〜9	2	COX-2選択的阻害薬
塩基性		チアラミド塩酸塩	ソランタール®	1.59	0.9	アレルギーが少ない
アセトアミノフェン	アニリン系	アセトアミノフェン	カロナール®	2.5	0.5	錠剤，細粒，シロップ剤，坐剤あり
			ピリナジン®			細粒，坐剤，シロップ剤あり
			アンヒバ®坐剤			消化管障害，腎機能障害などの副作用が少ない
			アルピニー®坐剤			

表2 NSAIDsの主な副作用

- 消化管潰瘍・穿孔，嘔気・嘔吐，下痢，口内炎
- 浮腫，高血圧，腎障害，心不全
- 肝障害
- 出血傾向，血小板減少症，白血球減少症
- アレルギー，過度の体温下降
- 眠気，めまい，インフルエンザ脳症の増悪
- 動脈管閉鎖による胎児死亡（妊娠後期）
- アスピリン喘息（アスピリンに限らず，NSAIDsによる喘息）

表3 NSAIDs潰瘍の危険因子（文献3より一部改変転載）

	リスク比[※3]
・出血性消化管潰瘍の既往	13.5
・複数NSAIDsの使用	9
・高容量NSAIDsの使用	7
・抗凝固薬の使用	6.4
・消化管潰瘍の既往	6.1
・70歳以上の高齢者	5.6
・ピロリ菌の感染	3.5
・ステロイドの併用	2.2

> ✿3_ **リスク比** 表3の危険因子をもっていない人がNSAIDs潰瘍を発症するリスクを1としたとき，危険因子をもつ人のリスクが何倍高くなるかについての指標．

◯ 腎障害

- プロスタグランジンE_2やプロスタグランジンI_2を低下させることで腎血流が減り，腎障害が発生する．
- 慢性腎臓病や脱水があると腎障害が助長される．

◯ その他（表3）

- 禁忌
 1年以内の消化管出血の既往，腎不全，アスピリン喘息[※4]の既往は禁忌である．

> ✿4_ **アスピリン喘息** アスピリンにかぎらずNSAIDsにより誘発される喘息．喘息患者の約10%がアスピリン喘息と考えられている．

" NSAIDs各論 "

セレコキシブ（COX-2選択的阻害薬）

- 抗炎症・鎮痛作用はロキソプロフェンナトリウム（ロキソニン®）と同等で，解熱作用はジクロフェナクナトリウム（ボルタレン®）と同等とされている．
- 変形性関節症や抜歯後疼痛には保険適応があるが，がんによる痛みは適応になっていない．

商品名：セレコックス®
用法・用量：1回100～200mgを1日2回朝・夕食後
効果発現時間：30分
最高血中濃度到達時間：2時間
血中濃度半減期：5～9時間
作用時間：5～9時間

ロキソプロフェンナトリウム

- プロドラッグ（代謝された後に作用を発揮する）で胃腸障害は少ないとされているが，臨床現場の印象としてはやはりPPIを使用しなければ胃腸障害をきたしやすい．

商品名：ロキソニン®

用法・用量：1回60mgを1日3回毎食後

ジクロフェナクナトリウム

- NSAIDsのなかで最も鎮痛作用が強いが副作用の頻度も高い．
- 徐放性（sustained release：SR）カプセルは速放成分と徐放成分が3：7の割合で混合されており，長時間安定した解熱鎮痛効果を得られる．
- 坐剤の場合，急激な血中濃度上昇に伴う血圧低下注意する．

商品名：ボルタレン®

用法・用量：1回25mgを1日3回毎食後

エトドラク（COX-2選択的阻害薬）

- 他のNSAIDsと異なり神経障害性疼痛にも有効な可能性がある[4]．

商品名：ハイペン®

用法・用量：1回200mgを1日2回朝夕食後

ナプロキセン

- 腫瘍熱にも有効．
- 半減期が長く，1日2回でよい．

商品名：ナイキサン®

用法・用量：1回300mgを1日2回朝夕食後

フルルビプロフェンアキセチル

- がんに適応のあるNSAIDsのうち唯一静脈注射できる．
- 脂肪乳化製剤にすることで炎症組織への移行性を高めている．

商品名：ロピオン®

用法・用量：1回50mgを生理食塩液50mLに溶解して1日3回

アセトアミノフェンとは

- カプセル，錠剤，粉末，シロップなど剤形が豊富で，さまざまな薬剤との合剤があり，世界で広く使われている．
- COXを阻害して鎮痛作用を発揮すると考えられているが，末梢におけるその作用はNSAIDsに比べて強くない．
- アセトアミノフェンはCOX抑制のほかに中枢神経での鎮痛作用を有するといわれているが，詳細はわかっていない．
- 鎮痛における作用機序が違うのでNSAIDsと併用することもある．
- 解熱作用は脳内，とくに視床下部のCOXを阻害することによりもたらされると考えられている．

アセトアミノフェンの動態

- 経口するとほぼ全量が急速に腸管から吸収，肝で代謝，尿から排泄される．

効果発現時間：15～30分
最高血中濃度到達時間：30～60分
血中濃度半減期：2～4時間
作用時間：4～6時間

副作用・毒性
- 治療に適した量を使用する分にはNSAIDsよりも副作用が少ない．
- 1日7.5g以上あるいは1回150～250mg/kg以上で肝障害が発現するといわれている．
- その機序はアセトアミノフェンの代謝物が，肝細胞内のグルタチオンを枯渇させることにより肝細胞壊死をきたす．
- アルコール多飲者，低栄養状態，抗痙攣薬の使用者はグルタチオンが枯渇しやすいので，アセトアミノフェン中毒が出現しやすい．
- 服用後の血液検査でT-Bil（総ビリルビン），AST（アスパラギン酸アミノトランスフェラーゼ），ALT（アラニンアミノトランスフェラーゼ），ALP（アルカリホスファターゼ）などの酵素が上昇してきたときは，アセトアミノフェンの減量や中止を検討する．
- 大量内服が判明したら，胃洗浄を行いN-アセチルシステインを投与する．

実際の使用方法
- 1回400～1000mgを1日3～4回．
- 非オピオイド鎮痛薬の使用の鉄則は，「短時間作用型を」「必要最小限量で」「できるだけ短期間のみの使用とせよ」，である．

引用・参考文献
1) アステラス：医薬品インタビューフォーム，チアラミド塩酸塩，2010.
2) Franci KL, et al（Feldman M, et al 編）: Sleisenger and Fordtran's Gastrointestinal and Liver Disease 9th ed. p.872～875, Saunders, 2010.
3) Feldman: Sleisenger and Fordtran's Gastrointestinal and Liver Disease, 9th ed. p.876, 2010.
4) Inoue N, et al: Etodolac attenuates mechanical allodynia in a mouse model of neuropathic pain. J Pharmacol Sci, 109(4): 600～605, 2009.

Chapter 4 がん疼痛に対する薬物療法

03 オピオイド鎮痛薬

Key Point

- 各オピオイドの特徴は，作用するオピオイドレセプタの違いと，代謝物の生理学的活性の有無によるところが大きい．
- 第1段階にオキシコドン塩酸塩，トラマドール塩酸塩，第2段階としてモルヒネ塩酸塩やフェンタニルクエン酸塩を使用することで良好な疼痛緩和が得られやすい．
- 持続性の薬物と速放性製剤をうまく併用することが適切な疼痛緩和に重要である．
- 早急な対応が望まれる場合は，レスキュー・ドーズの使用量をもとに増量する方法を選択する．
- 持続性の軽度の痛みであれば，前日の投与量をもとにした増量法を選択する．
- 各オピオイドの特性を生かしたオピオイドローテーションを行う．
- 副作用対策などを十分に行うことが大切．
- 良好な鎮痛と，患者のQOL（quality of life）が高まることを念頭にローテーションを行うことが大切である．

オピオイドとは

- オピオイド鎮痛薬（医療用麻薬）とは，中枢にあるオピオイドレセプタ（受容体）に作用して鎮痛効果をもたらす鎮痛薬のことであり，効果の強弱により弱オピオイドと強オピオイドに分類される．
- オピオイドレセプタの代表的なものは μ（ミュー）$_1$, μ_2, κ（カッパ），δ（デルタ）の3種類である．オピオイドはこれらのオピオイドレセプタに結合して鎮痛作用を発揮する．
- 鎮痛には，主として脊髄上部の μ レセプタと脊髄内の κ レセプタへの刺激が関与していると考えられ，とくに強力な鎮痛作用には μ レセプタへの作用が重要であるとされている．

表1 オピオイドレセプタと生理作用

レセプタ		生理作用
μ	μ_1	鎮痛,嘔気・嘔吐,多幸感,瘙痒感,縮瞳,尿閉
	μ_2	鎮痛,鎮静,呼吸抑制,身体・精神依存,消化管運動抑制,鎮咳
κ		鎮痛,鎮静,身体違和感,気分不快,興奮,幻覚,呼吸抑制,鎮咳,利尿
δ		鎮痛,身体・精神依存,呼吸抑制

各レセプタの感受性には個人差がある

- 薬物の各レセプタへの相互作用として作動性(agonistic),拮抗性(アンタゴニスト:antagonistic)の刺激があり,モルヒネ塩酸塩はこのいずれのレセプタにも作動薬(アゴニスト:agonist)として作用する.

❝ オピオイドの特徴 ❞

- 各オピオイドが作用するオピオイドレセプタの選択性と,代謝物活性が各オピオイドの特性に大きく影響している.
- オキシコドン塩酸塩(オキシコンチン®)とフェンタニルクエン酸塩(デュロテップ®)はμレセプタへの選択性が高く,フェンタニルクエン酸塩は,さらにμ_1レセプタへの選択性が高い[1].各オピオイドレセプタの生理作用を**表1**にまとめる[2].
- μ,κ,δの各オピオイドレセプタに鎮痛作用があるが,各オピオイドレセプタそれぞれに特有の作用もある.
- κレセプタには,気分不快,興奮,幻覚といった特有の作用がある.そのため,μレセプタの選択性が高いオキシコドン塩酸塩とフェンタニルクエン酸塩はこれらの副作用がみられにくい.さらにμ_2レセプタには消化管運動抑制作用✻1が特有の作用として存在する.したがって,μ_1レセプタ選択性の高いフェンタニルクエン酸塩にはこの副作用がみられにくい.また,κレセプタとμ_2レセプタに共通してみられる作用として鎮静がある.そのため,μ_1レセプタに選択性が高いフェンタニルクエン酸塩は鎮静作用も弱く,眠気をきたしにくい.
- なお,これらのレセプタの感受性には個人差があるため副作用の出現のしかたにも個人差がある.

✻1_**消化管運動抑制作用** いわゆる便秘になりやすいということである.消化管狭窄などがあるときは弱いほうがよい.

表2 わが国における各オピオイドの特徴

	トラマドール塩酸塩	コデインリン酸塩	モルヒネ塩酸塩	オキシコドン塩酸塩	フェンタニルクエン酸塩
分類	弱	弱	強	強	強
麻薬指定	なし	100倍散はなし	あり	あり	あり
副作用	便秘が少ない	モルヒネ塩酸塩と同等	やや多い	せん妄などが少ない	便秘・せん妄が少ない
腎不全時	M1の蓄積に注意	M3G, M6Gの蓄積に注意			代謝物に生理活性なく安全に使用可能
神経障害性疼痛への効果	◎	△	△	◎	○
呼吸困難の緩和作用	－	○	◎	△	－
最大投与量	400〜600mg/日	240mg/日			

表3 強オピオイドの比較

	オキシコドン塩酸塩	モルヒネ塩酸塩	フェンタニルクエン酸塩
代謝産物	有意薬理活性なし	M6G, M3Gに薬理活性あり	薬理活性がない
排泄	主に腎臓より排泄	M6G, M3Gとして腎臓より排泄	一部が未変化体として腎臓より排泄
副作用の頻度と程度	モルヒネ塩酸塩より少なく軽微	やや多く，程度も強いことがある	モルヒネ塩酸塩より少なく軽微
レスキュー	オキノーム®散	モルヒネ塩酸塩	オキノーム®散
価格	1,046円/40mg/日（オキシコンチン®20mg）	1,413.6円/60mg/日（MSコンチン®30mg）	34,678円/42mg/日（デュロテップ®MTパッチ4.2mg）

❯ オピオイドの比較

- わが国で日常的に使用されるオピオイドの比較を**表2**にまとめる．
- ブプレノルフィン塩酸塩（レペタン®）はδレセプタに部分的アンタゴニストとして作用すること，注射や坐剤など投与経路がかぎられていること，また強オピオイドに分類されているものの，注射で1日2.0mg以上投与しても効果の増強が得られない天井効果*2 が存在するため，日常的に使用することは推奨されない．
- 鎮咳作用や呼吸困難の緩和作用が確認されているのはコデインリン酸塩とモルヒネ塩酸塩である[2)]．呼吸器症状を有する患者には有益である．
- モルヒネ塩酸塩は経口，注射，経直腸と一番多くの投与経路をもち，患者の状態に合わせた投与経路の選択がしやすい．患者のQOLと状態を考慮して適切な投与経路の選択が望まれる．
- 強オピオイドとして使用されるオキシコドン塩酸塩と，モルヒネ塩酸塩，フェンタニルクエン酸塩をさらに詳しく比較したものが**表3**

✱2_天井効果　それ以上，その薬物の投与量を増量しても効果の増強が得られないことをいう．

- である．
- 代謝産物もオピオイドの特性に大きく影響する．モルヒネ塩酸塩の代謝産物である M6G (morphine-6-glucuronide), M3G (morphine-3-glucuronide) はそれぞれ鎮痛や眠気などの薬理作用を有し，その蓄積には十分な注意が必要である[3]．
- オキシコドン塩酸塩の代謝産物であるオキシモルフォンとノルオキシコドン塩酸塩，フェンタニルクエン酸塩の代謝物であるノルフェンタニルクエン酸塩は，ほとんど薬理活性を有しない．排泄はいずれも腎排泄であるが，腎機能低下などで代謝物が蓄積しても問題になることは少なく，腎機能が低下した患者でも比較的使用しやすい．
- μ レセプタへの選択性が高いことから，オキシコドン塩酸塩はモルヒネ塩酸塩に比較し，κ レセプタ固有の作用である幻覚などの精神面での副作用が少ないことが期待され，また，代謝物の薬理活性がほとんどないことから傾眠も比較的少ない．
- フェンタニルクエン酸塩は μ_1 レセプタへの選択性が高いことからオキシコドン塩酸塩のもつ特性に加えて，μ_2 レセプタ固有の作用である消化管運動抑制作用が弱く，便秘になりにくい特性をもつ．また，代謝物の薬理作用がほとんどないことなどから傾眠にもなりにくい．
- 各オピオイドの薬物動態パラメータを表4にまとめた[4]．
- 突出痛などに対してオピオイドをレスキュー・ドーズとして使用する場合は，効果発現時間 (lag time) が短い製剤が適している．
- 各製剤の効果を確認するのに一番適した時間は，各製剤投与後の最

表4 オピオイド製剤の薬物動態パラメータ

商品名	効果発現時間 [時間]	最大効果発現時間[時間]	最大薬物濃度 [ng/mL]	AUC [ng・時間/mL]	持続時間 [時間]
モルヒネ水溶液 10mg	0.12	0.5	19.5	54	約4
オキノーム®散 10mg	0.25	1.9	6.80	28.3	約4.5〜6
アンペック®注 10mg	0.36	1.5	25.8	121	約8
パシーフ®カプセル 30mg	0.5	9.8	3.9	61.1	約24
MSコンチン®錠 30mg	1.5〜2	2.7	29.9	165	約12
カディアン®カプセル／スティック粒 60mg	0.71	7.4	22.3	336	約24
オキシコンチン®錠 20mg	1.0	2.5	23.3	303.5	約12
デュロテップ®MTパッチ 4.2mg	1〜2	42	0.83	58.1	約72
フェントス®テープ 2mg		20.1	0.35	20.0	約24

AUC（薬物血中濃度時間曲線下面積：area under the blood concentration-time curve）

表5 わが国における各強オピオイドの特徴

	モルヒネ塩酸塩	オキシコドン塩酸塩	フェンタニルクエン酸塩
長所	呼吸困難，咳嗽への効果あり 製剤が豊富 普及度が高い VIP（血管活性腸由来ペプチド：vasoactive intestinal peptide）抑制効果？	中等度の痛みから使用可能（低容量製剤） せん妄などの発現が少ない 安価 腎不全でも使用可能 速放性製剤がある 神経障害性疼痛への効果が高い	副作用が最も少ない 蠕動への影響が少ない 経口摂取ができなくても使用可能である 腎不全でも使用可能 小児における排尿困難の発現が少ない
短所	副作用が比較的多い 偏見，誤解の存在	呼吸困難への効果が証明されていない	速放性製剤がない 麻薬管理に注意が必要

大効果発現時間（Tmax）の時間である．
- 投与量の調節が必要な時期は，持続時間が短い製剤を使用するほうがより早く至適投与量に到達することができる．
- 投与量が安定した場合は，持続時間の長い製剤を使用することが患者のアドヒアランス※3 を向上することにつながることが多い．

各オピオイドの特徴

- 表5に各オピオイドの特徴を示す．

モルヒネ塩酸塩

- 鎮咳作用と呼吸困難の緩和作用を併せもち，剤形が豊富なことが特徴である．
- 一方，多くのオピオイドレセプタに作用することから副作用が他剤に比較して多いのが短所となる．

オキシコドン塩酸塩

- 低用量製剤があることから弱オピオイドとしての使用が可能である．
- モルヒネ塩酸塩に比較してせん妄などの副作用が少なく腎不全でも使用が比較的容易である．
- 低価格である．
- 神経障害性疼痛への効果がみられる．

フェンタニルクエン酸塩

- オキシコドン塩酸塩の特徴に加えて，腸管の運動抑制効果が少なく，ほかの副作用も全般的に少ない．
- 貼付剤があり経口摂取ができなくても使用可能である．
- 速放性製剤がなく，レスキュー・ドーズには他剤を使用しなければならない．

タイトレーション

- 患者の痛みの程度によってオピオイドの投与量を調節し，至適投

※3_アドヒアランス 従来は，服薬をきちんと行うかどうかをコンプライアンスと呼んでいたが，これは「医療従事者の指示に従う」という意味であり，「医療従事者に従うべき」という患者像がベースにある．しかし，従うのではなく，患者の意志による積極的な参加が重要という観点から，最近ではアドヒアランスとよばれる．

与量を決定することをタイトレーションという．タイトレーションには2つの方法がある．

▶ レスキュー・ドーズの投与量をもとに判断する方法

- 1日に使用するレスキュー・ドーズ※4の使用量をもとに算出する．
- 持続性のオピオイドの作用時間が切れる前に疼痛が出現し，次回の定期投与の時間前にレスキュー・ドーズが必要な場合は，その投与量を合計して持続性のオピオイド投与量を増量する．
- オキシコンチン®（30mg）を9時，21時に1錠ずつ服用している場合（1日合計60mg），毎日その服用時刻の数時間前にレスキュー・ドーズ［オキシコドン塩酸塩（オキノーム®散）10mg］を1回必要とするようであれば，オキシコンチン®で1日20mgを定期の持続性のオピオイド投与量に追加し，
  - ・オキシコンチン®（30mg）2錠分2，9時，21時
  - ・オキシコンチン®（10mg）2錠分2，9時，21時

  合計1日80mgに増量し，レスキュー・ドーズのオキノーム®散の投与量も12.5mgに増量する．
- ただし，必ずしもレスキュー・ドーズの投与量をすべて加算する必要はない．
- レスキュー・ドーズ使用回数が持続性オピオイドの作用時間に関係なく1日1～2回であれば，そのままで経過をみるほうが傾眠などの副作用も少なく，患者のQOLが保たれることが多い．

▶ 持続的な痛みの強さをもとに判断する方法

- 突出痛などがなくレスキュー・ドーズは使用しないが，持続的な痛みが残存している場合は，定期的なオピオイドの投与量を20～50％程度増量する．
- たとえば，オキシコンチン®を投与している場合，1日投与量は，
  - ・10mg/日 →（15mg/日）→ 20mg/日 → 30mg/日 → 40mg/日 → 60mg/日 → 80mg/日 → 100mg/日

  のように，疼痛の程度に応じて増量していく．

▶ 至適投与量の判断のしかた

- 痛みが消失し，かつ傾眠などの副作用がみられない量が至適投与量となる．
- オピオイドの投与量を増量しながら鎮痛をはかり，傾眠が問題とならないように投与量を調節する．
- モルヒネ塩酸塩とオキシコドン塩酸塩では傾眠が適度に出現し過量投与とならないように調節しやすいが，フェンタニルクエン酸塩の場合，傾眠の副作用がみられにくく，過量投与に気づきにくい傾向

※4_レスキュー・ドーズ　臨時追加投与．痛みの増強時に追加投与する薬物．レスキュー．

- がある．
- したがって，投与量の調節はオキシコドン塩酸塩やモルヒネ塩酸塩で行うことが原則である．その後，必要に応じてフェンタニルクエン酸塩に変更する．

〝 レスキュー・ドーズの使い方 〟

- レスキュー・ドーズとは，突出痛など一時的に疼痛が強くなったときに鎮痛をはかることを目的に投与する速放性オピオイドのことである．
- 持続性の痛みには，持続性のオピオイドを使用し，突出痛には速放性のオピオイドを使用する．これらをうまく組み合わせて使用する．
- レスキュー・ドーズを一度も使用することがないことを目標にする必要はない．がん疼痛の特徴として持続性の疼痛であることと同時に，突出痛を伴うことがあげられる．突出痛は必ず生じると考えるのが適切である．
- 突出痛もすべて消失することを目標に設定すると，持続性オピオイドの過量投与を招きやすい．適切に組み合わせることで，眠気の少ない，QOLの高い状態を保つことができる．
- レスキュー・ドーズは定期投与しているオピオイドと同じものを使用するのが原則である．モルヒネ塩酸塩ではモルヒネ塩酸塩錠やオプソ®，オキシコドン塩酸塩ではオキノーム®散を使用する．ただし，フェンタニルクエン酸塩は注射以外に速放性製剤がなく，レスキュー・ドーズには他剤を使用しなければならない．早急にフェンタニルクエン酸塩の速放性製剤の使用が可能になることが望まれる．

▶ 経口投与の場合

- 1日投与量（10〜20％）をレスキュー・ドーズとして使用する．たとえば，オキシコンチン®30mgを使用している場合，レスキューには，速放性のオキシコドン塩酸塩であるオキノーム®散5mgを使用する．
- 投与間隔は，原則1時間とする．
- ただし，疼痛がとても強い場合は，それぞれのオピオイドの最大効果発現時間ごとに投与してもよい．
- 3回以上連続投与が必要な場合は，なんらかの状態変化が生じてい

る可能性があるため,医療従事者への連絡を促すように伝えておく.また,その際,定期的に投与する持続性のオピオイド投与を増量することを検討する.

● 持続皮下注,持続静注の場合

- 1日投与量の1/24量,すなわち1時間投与相当量をレスキュー・ドーズとして使用する.たとえば,モルヒネ塩酸塩1日60mgを生理食塩液6mLとともに合計12mLとし0.5mL/時間として投与している場合,0.5mL(モルヒネ塩酸塩2.5mg)をレスキュー・ドーズとして投与する.
- 追加投与の間隔は15〜20分とする.この場合も連続してレスキュー・ドーズ投与が必要な場合は,1日投与量の増量を検討する.

● デュロテープ®MTパッチを使用している場合

経口投与が可能なとき

- オピオイドの換算に基づきオキノーム®散を投与する.
- 基本的に,定期的に使用しているオピオイドと同じオピオイドをレスキュー・ドーズに使用するが,貼付剤の成分であるフェンタニルクエン酸塩の速放製剤が現在わが国では発売されていない.
- そのため,副作用が少ないフェンタニルクエン酸塩の特性を生かすオピオイドを選択し,オキノーム®散を使用する.
- フェントス®3mgを使用している場合,オキシコドン塩酸塩60mgに相当するため,オキノーム®散10mgを投与する.

経口投与ができないとき

- モルヒネ塩酸塩の坐剤かフェンタニルクエン酸塩注射薬を選択する.
- モルヒネ塩酸塩の坐剤を使用する場合は,フェントス®3mgを使用している場合,モルヒネ塩酸塩坐剤60mgに相当するため,10mgの坐剤をレスキュー・ドーズとして投与する.
- フェンタニルクエン酸塩の注射薬を使用する場合,フェントス®3mgはフェンタニルクエン酸塩37.5μg/時間の皮下投与に相当するため,静注する場合は25〜50μg投与する.
- フェンタニルクエン酸塩の注射薬をレスキュー・ドーズに使用する場合は,持続時間が短いこともあり1時間投与量では十分な鎮痛が得られない場合がある.その場合は最大2時間投与量まで増量して投与する必要がある.

オピオイドローテーション

● オピオイドローテーションとは

- オピオイドローテーションとは，「それぞれのオピオイドのもつ特性を生かして適切な症状緩和に取り組むなかで，より良好な症状緩和を必要としたり，副作用や全身状態の変化などにより従来のオピオイド投与の継続が不適切となったときに，他のオピオイドに変更すること」である．
- 患者の状態は刻々と変化し，また副作用などの発現は患者のQOLに大きく影響するため，適切かつ迅速に対応する必要がある．一方，十分な副作用対策を施すことなく安易なオピオイドの変更は慎まなければならない．

● オピオイドローテーションに必要なこと

痛みの原因を正確に診断する

- 神経学的機序からみた痛みの分類を**表6**にまとめる[3]．
- オピオイド反応性のよい，内臓痛や体性痛などの侵害受容性疼痛なのか，オピオイド反応性があまりよくない神経障害性疼痛なのかを診断する．
- 神経障害性疼痛の場合，疼痛コントロールのためにオピオイドローテーションを行う前に，鎮痛補助薬を適切に使用する[5]．

表6 神経学的機序からみた痛みの分類

痛み	機序	例	オピオイド反応性
侵害受容性	神経終末の刺激		
内臓痛		肝被膜の痛み	＋
体性痛		骨転移痛	＋
筋攣縮痛		筋の引きつれ	－
神経障害性			
神経圧迫	神経鞘に分布する神経の刺激		±
神経損傷			
末梢	痛覚求心路遮断による痛み	神経へのがん浸潤	±
中枢	中枢神経系の損傷	脊髄圧迫，脳卒中後の痛み	±
混合型	末梢と中枢の双方での損傷	ヘルペス後神経痛	±
交感神経が関与した痛み	交感神経の損傷（自律神経浸潤による血管収縮からの虚血）	手術後慢性痛の一部 皮膚温の低下や虚血による痛み	±

表7 オピオイドの副作用対策

副作用	特　徴	対処法，処方薬
嘔気，嘔吐	約3割の患者に出現 1～2週間で耐性を獲得 フェンタニルクエン酸塩では予防投与の必要なし	プロクロルペラジン（ノバミン®）（5mg）3錠分を2週間投与
便秘	モルヒネ塩酸塩，オキシコドン塩酸塩では90％以上出現	酸化マグネシウム，ピコスルファートナトリウム水和物（ラキソベロン®）を適宜
傾眠	過量投与の指標になる 3～5日で耐性獲得	痛みがない場合は減量 3～5日様子をみる オピオイドローテーション
せん妄	3～5％の患者にみられる	ハロペリドールやリスペリドンを投与 オピオイドローテーション
呼吸抑制	鎮痛目的で使用する場合はきわめてまれ	吸気時の血液中酸素濃度が下がらなければ減量のうえ経過観察 緊急時はナロキソン塩酸塩投与

WHO方式がん疼痛治療法をよく理解する

- がん疼痛緩和の基本は，WHO（世界保健機構：World Health Organization）方式がん疼痛治療法である[2]．
- 非ステロイド性消炎鎮痛薬（non-steroidal anti-inflammatory drugs：NSAIDs）や鎮痛補助薬を適切に使用し，オピオイド投与以外の疼痛緩和を十分にはかることが必要である．
- 嘔気や便秘など各オピオイドに共通した副作用対策を適切に行うことが必要である．十分な副作用対策をはかることなく，安易にオピオイドローテーションを行ってはならない．代表的な副作用対策を表7にまとめる．
- 予防的に対応すべき副作用として便秘と嘔気がある．モルヒネ塩酸塩とオキシコドン塩酸塩において便秘は約9割の患者に出現し，嘔気は約3割の患者に出現するとされる．これら2つのオピオイドを使用するときは緩下薬と制吐薬を予防的に投与することが必要である．
- 症状に応じて対応すべき副作用として眠気と混乱・幻覚がある．眠気が出現し，疼痛が消失しているときはオピオイドの減量を試みる．混乱・幻覚を生じたときはオピオイドの減量を試みるか，ハロペリドール（セレネース®）を投与する．

それぞれのオピオイドの特性を理解する

- 各オピオイドとも鎮痛作用を有するが，それぞれさまざまな作用や特性があり，それを理解したうえでオピオイドの初回投与を行うべきである．

- やみくもにオピオイドを選択，投与してはならない．また，オピオイドローテーションを行う際にも各オピオイドの特性を理解したうえで，次のオピオイドを選択する．

患者の状態に応じてオピオイドを使い分ける

- 患者の状態，疼痛の強度や性質をよく観察し，諸症状の原因を診断してその改善のために最適なオピオイドを選択する．また，年齢，腎不全の有無，痛みの程度などから投与量の調節が必要な場合もある．
- 患者の状態によってオピオイドを選択するのと同時に，投与経路も選択する必要がある．投与可能な剤形をもつオピオイドを必然的に選択せざるをえない場合もある．

オピオイド変更に伴う患者の不安をはじめとした全人的な痛みにも対応する

- 以前投与を受けたオピオイドに対し，嘔気やさまざまな副作用を経験してよいイメージをもっていない場合がある．
- 患者の訴えを傾聴し，共感的な態度で対応するとともに，新しいオピオイドについて十分説明する．
- 痛みが身体的痛みのみならず，精神的，社会的，実存的（スピリチュアル）な痛みから生じていることもある．このような痛みはオピオイドローテーションだけで良好な症状コントロールを得ることはできない．薬物療法のみならず，痛みを全人的にとらえ，全人的な対応が求められる．

オピオイドの選択

- これらのオピオイドの特性をふまえたうえで，何をポイントにオピオイドを選択したらよいのかをまとめたのが表8である．

疼痛の強度

- 比較的弱い痛みだが，非オピオイド鎮痛薬では十分な鎮痛が得られないときはオキシコドン塩酸塩の使用が望まれる．

表8 オピオイド選択の要点

疼痛の強度	痛みが強いときは強オピオイド
疼痛の性質	仙痛を伴うときはモルヒネ塩酸塩，神経障害性疼痛のときはオキシコドン塩酸塩
消化管閉塞の危険性	フェンタニルクエン酸塩を使用
呼吸困難，咳嗽を伴う	モルヒネ塩酸塩を使用
オピオイド投与歴	副作用のみられたものを避ける
投与経路	投与可能な投与経路に適した製剤のあるオピオイド
予後が短いとき	非経口投与ができるオピオイド

- 強い痛みの場合は各オピオイド製剤の特徴を考慮したうえで選択する．

疼痛の性質
- 仙痛を伴うときは，腸管の蠕動抑制を長所ととらえ，モルヒネ塩酸塩やオキシコドン塩酸塩の使用が適切となる．
- 神経障害性疼痛を伴うときは，神経障害性疼痛への効果が高いとされるオキシコドン塩酸塩が適切である．

消化管閉塞の危険性
- 消化管閉塞の危険性が高い場合は消化管運動抑制が少なく，経口摂取が困難となっても継続可能なフェンタニルクエン酸塩の使用が望まれる．

咳や呼吸困難の有無
- 咳や呼吸困難を有したり，近い将来に生じることが予測される場合はモルヒネ塩酸塩の使用が望まれる．

オピオイド投与歴
- 以前にオピオイドを使用した経験がある場合，そのときの副作用の有無などを十分に把握する．
- 副作用対策が十分になされていなかった可能性があったとしても，副作用でつらい経験をしたことのあるオピオイドの使用は避けたほうがよい．
- 患者の精神的不安要素をできるだけ軽減する目的である．

投与経路
- 患者の病態に応じた投与が可能な剤形を有する製剤を選択する．

予後
- 通常，鎮痛薬の選択は予後の長さではなく疼痛の強さや性質で行うのが適切とされている．
- 予後が大変短い場合，すぐに経口摂取が困難となる可能性が高い．そのため，非経口投与が可能な製剤を選択するほうがよい．

オピオイドの使用指針

- これまで述べてきたことをふまえたうえでのオピオイド使用の指針をまとめたのが表9である．

第1段階
- 第1段階にふさわしいのはオキシコドン塩酸塩，もしくはトラマドール塩酸塩である．
- 低容量製剤が存在し，副作用も比較的少ないことから使用しやすい．
- 神経障害性疼痛に対する効果も期待できるため，高い鎮痛効果も期待できる．

表9 現在のわが国における成人オピオイド使用指針

第1段階
オキシコドン塩酸塩,もしくはトラマドール塩酸塩
第2段階
・消化管狭窄,嘔気,傾眠,尿閉,ほかの副作用が問題となるとき 　→フェンタニルクエン酸塩への変更 ・呼吸困難時 　→モルヒネ塩酸塩への変更もしくは追加
第3段階
・状態悪化,服薬困難時 　→貼付剤,注射薬,坐剤などへの変更

- トラマドール塩酸塩は便秘の副作用が少なく麻薬指定も受けていないため,患者が受け入れやすいことがある.

第2段階

- 第2段階に使用するのはフェンタニルクエン酸塩かモルヒネ塩酸塩である.
- 消化管狭窄などによる嘔気などの副作用が予測されたり,生じたとき,また傾眠などの副作用が問題になる場合はフェンタニルクエン酸塩が第2選択となる.
- フェンタニルクエン酸塩の経皮吸収薬を使用する場合はモルヒネ塩酸塩やオキシコドン塩酸塩の先行投与が必要であり,その意味でも第2選択としての位置づけとなる.
- 咳や呼吸困難がみられるときはモルヒネ塩酸塩が適切である.変更が可能であれば他剤からモルヒネ塩酸塩に変更する.変更が困難な場合はモルヒネ塩酸塩を併用することも考慮する.

第3段階

- 第3段階に使用するのは,非経口投与のできるオピオイドである.
- 全身状態が悪化したときや他の要因で服薬が困難になった場合は,第三選択として貼付剤や注射薬,坐剤など非経口投与が可能な剤形のオピオイドに変更する.

オピオイドの換算

- 実際にオピオイドを変更するときや投与経路を変更するときには,同程度の鎮痛が得られるよう換算が必要である.
- 等鎮痛用量についてまとめた換算表を表10に示す[6].
- モルヒネ塩酸塩30mg/日を基本として表10をみると覚えやすい.たとえば,経口モルヒネ塩酸塩を1日30mg使用しているときは,オキシコドン塩酸塩では20mg,1日型経皮吸収型フェンタニルク

表10 オピオイド換算表（等鎮痛用量／日）

	トラマドール塩酸塩	コデインリン酸塩	モルヒネ塩酸塩	オキシコドン塩酸塩	フェンタニルクエン酸塩
経口	150mg	180mg	30mg	20mg	
経直腸投与			20mg		
持続皮下注	100〜150mg		15mg	15mg	300μg
持続静注			10mg	10〜15mg	200μg
経皮投与					1.0mg/日（フェントス®） 2.1mg/3日（デュロテップ®MTパッチ）

エン酸塩では1mg 1枚/3日が等鎮痛用量となる．さらに，このときのレスキュー・ドーズ量はモルヒネ塩酸塩5mgであり，実際の臨床において応用しやすい．

- フェンタニルクエン酸塩との換算において，わが国の添付文書上の推奨換算はモルヒネ塩酸塩：経皮吸収型フェンタニルクエン酸塩＝150：1である．実際には変更時に疼痛を生じることが多く，ここではドイツで用いられている100：1の換算比で計算している．

オピオイドローテーションの実際

フェンタニルクエン酸塩貼付剤，ブプレノルフィン以外のオピオイド間の変更

- 経口薬や坐剤の場合，定時投与時に新しいオピオイドを投与することで，とくに問題なく変更可能である．注射薬でも先行薬物の中止とともに新しいオピオイドを投与してもよい．

他のオピオイドからブプレノルフィンへの変更

- ブプレノルフィンのオピオイドレセプタへの親和性は他のオピオイドの親和性に比較して強い．なおかつブプレノルフィンは部分的アンタゴニストであるため，できるだけ避けることが望ましい．
- ブプレノルフィンから他のオピオイドに変更する際も注意が必要であるが，ブプレノルフィンから徐々に他のオピオイドがレセプタに作用するため，さほど大きな影響はない．

他のオピオイドからフェンタニルクエン酸塩貼付剤に変更の場合

- 先行薬物の持続時間が4時間程度の場合：先行薬物の投与と同時にフェンタニルクエン酸塩を貼付し，その後，もう一度先行薬物を定時に投与し，最終投与とする．
- 先行薬物の持続時間が8〜12時間の場合：先行薬物の最終投与と同時にフェンタニルクエン酸塩を貼付する．
- 先行薬物の持続時間が24時間の場合：先行薬物投与12時間後に

フェンタニルクエン酸塩を貼付する．
- 先行薬物を持続皮下注，もしくは持続静注している場合：フェンタニルクエン酸塩を貼付後，6時間後までは同じ投与量で投与し，その後12時間後まで半量投与．それ以降は先行薬物を中止する．

フェンタニルクエン酸塩貼付剤から他のオピオイドに変更する場合

- フェンタニルクエン酸塩貼付剤をはがしたあとに血中濃度が半減するのに17時間ほどの時間を要する．
  - ・徐放性経口製剤への変更：フェンタニルクエン酸塩貼付剤をはがしたあと6時間後に投与を開始するのが望ましい．
  - ・持続皮下注に変更：フェンタニルクエン酸塩貼付剤をはがした直後に投与を開始．
  - ・持続静注に変更：フェンタニルクエン酸塩貼付剤をはがした6時間後に開始．

オピオイドの併用

- 従来，オピオイドは併用せずに単剤で使用することが原則とされてきた．しかしながらさまざまな状況下でオピオイドを併用することも増えてきている．

レスキュー・ドーズとしての使用

- フェンタニルクエン酸塩を使用している場合，経口でレスキューに使用できるのはモルヒネ塩酸塩とオキシコドン塩酸塩だけである．この場合は必然的にオピオイドを併用することになる．

呼吸困難時

- フェンタニルクエン酸塩貼付剤を使用している患者に呼吸困難が生じた場合に，フェンタニルクエン酸塩貼付剤の投与量にかかわらず経口換算で10～20mg程度のモルヒネ塩酸塩をフェンタニルクエン酸塩に重ねて投与することで呼吸困難の緩和が得られる[7]．

蠕動痛を伴うとき

- 消化管狭窄があり，閉塞を避けるために基本的にはフェンタニルクエン酸塩を使用するなかで，蠕動痛が強いときに少量のモルヒネ塩酸塩を併用することがある．

激痛を伴うとき

- たいへん強い疼痛を有するときに，モルヒネ塩酸塩を併用することで疼痛の緩和が得られることがある．
- フェンタニルクエン酸塩やオキシコドン塩酸塩で良好な疼痛コントロールが得られないときに，鎮痛補助薬の使用とともにモルヒネ塩酸塩の併用を考慮する．

前投薬オピオイドが比較的大量であったとき

- デュロテップ®MTパッチの初期投与は12.6mg（フェントス®では6mg）までが適切とされている．そのため，前投薬オピオイドが等換算量よりも多い場合に，フェンタニルクエン酸塩貼付剤に一部だけ変更し，残りは徐々に変更していくことが望まれる．

退薬症候

- 表1にも示したように，身体・精神依存の形成に関与するのはμ_2レセプタとδレセプタである．
- したがってモルヒネ塩酸塩やオキシコドン塩酸塩からフェンタニルクエン酸塩に変更したときに退薬症候[*5]が問題となることがある．
- 通常はレスキュー・ドーズの使用などでモルヒネ塩酸塩を使用するために退薬症候が前面に出ることは少ないものと思われる．しかしながら，モルヒネ塩酸塩やオキシコドン塩酸塩を比較的長期に使用したときは，前投薬オピオイドを少量併用しながらフェンタニルクエン酸塩に変更したほうがよい．
- 退薬症候を予防するためには前投与オピオイドの1/4～1/10程度の量を2～3日投与しながらそれを繰り返し，最終的に経口モルヒネ塩酸塩換算で1日20mg程度まで減量できれば中止してもよいとされている[8]．

▶ オピオイドローテーションでも対応が困難なとき

- オピオイドローテーションを用いても適切な疼痛コントロールが得られないときには，基本に立ち返ることが大切である．
- 鎮痛補助薬の併用を考慮するのみならず，痛みを全人的にとらえて対応することが必要である．

- オピオイドは疼痛コントロールにおいて中心的役割を果たす薬物である．その特性をよく理解してよりよい症状緩和が得られるように努めたい．
- また，疼痛緩和はあくまでも患者がその人らしく生活できるようにするための手段である．
- 疼痛緩和を目的とすることなく，あくまでも患者が望む生活を送ることができるように支えることを目的として疼痛緩和をはかることが大切である．手段と目的をはき違えてはならない．

✿5 **退薬症候** 離脱症状ともいう．連用していた薬物の摂取を中断あるいは急激に減量した際に生じる身体および精神的症状．

引用・参考文献

1) Maguire P, et al: Pharmacological profiles of fentanyl analogs at mu, delta, kappa opiate receptors. Eur J Pharmacol, 213～219, 1992.
2) 成田 年ほか：オピオイドレセプタ．ターミナルケア，14：445～453，2004.
3) Twycross R, et al（武田文和監訳）：トワイクロス先生のがん患者の症状マネジメント．医学書院，p.17～75，2003.
4) 佐伯 茂（小川節郎編）：麻薬性鎮痛薬．ペインクリニックで用いる薬100＋α．真興交易医書出版部，p.1～10，2002.
5) 林 章敏（小川道雄編）：鎮痛補助薬の使用の実際．一般病棟における緩和ケアマニュアル．へるす出版，2005.
6) 水口公信ほか：がん性疼痛におけるフェンタニルクエン酸塩貼付剤（デュロテップ®パッチ）の使用法と臨床的有用性．薬理と治療，29（12）：975～982，2001.
7) 林 章敏ほか：フェンタニルクエン酸塩パッチを使用中の患者に生じた呼吸困難に対する塩酸モルヒネの有効性．第10回日本緩和医療学会抄録集，2005.
8) 後明郁男ほか編：がん終末期・難治性神経筋疾患進行期の症状コントロール 増訂版－ターミナルケアにたずさわる人たちへ－．南山堂，2003.

Chapter 4　がん疼痛に対する薬物療法

04 オピオイド鎮痛薬の副作用

Key Point
- オピオイドにはさまざまな副作用があるが，きちんとコントロールすることでアドヒアランス[※1]を向上させることができる．
- オピオイドは適切に使用すれば恐ろしい副作用はなく，むしろNSAIDsには重篤な副作用がある．
- 不快な症状をしっかり評価することで，安易にオピオイドの副作用と決めつけないことも重要である．

" オピオイドは身体にやさしい薬 "

- オピオイドにはさまざまな副作用があり，患者のみならず医療従事者からも「怖い薬」「(強いから)きつい薬」というイメージがもたれている．しかし，作用的には非ステロイド性消炎鎮痛薬（non-steroidal anti-inflammatory drugs：NSAIDs）のほうが，はるかに副作用がきつい薬である（図1）．
- NSAIDsの副作用は，腎機能障害，胃腸障害，易出血，浮腫・体液貯留症状の増悪などであり，これらの副作用はがん患者では身体の機能やQOLを大きく損ね，適切に使用したとしても，ときに命にもかかわるような重篤なものとなる．

[※1]_アドヒアランス　従来は，服薬をきちんと行うかどうかをコンプライアンスと呼んでいたが，これは「医療従事者の指示に従う」という意味であり，「医療従事者に従うべき」という患者像がベースにある．しかし，従うのではなく，患者の意志による積極的な参加が重要という観点から，最近ではアドヒアランスとよばれる．

NSAIDsの副作用
- 腎機能障害 …… 進行がん患者は腎機能が低下
- 胃腸障害 …… 胃カメラは耐えられない
- 易出血 …… 腫瘍はさまざまな出血を起こす
- 体液貯留悪化 …… 胸腹水，下肢浮腫など…

不可逆的な副作用 → 身体は障害され，もとに戻らず，QOLは低下 ＝身体にきつい薬

オピオイドの副作用
- 眠気 …… 数日待つまたは減量
- 便秘 …… 便秘対策・ローテーション・減量
- 嘔気 …… 制吐対策・ローテーション・減量
- 呼吸数減少 …… 適度な減少は対処不要．必要なら減量

可逆的な副作用 → 身体はもとの状態に！ ＝身体にやさしい薬

図1　NSAIDsとオピオイドの副作用の違い

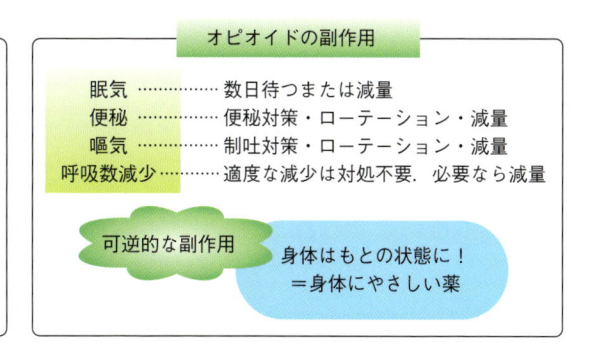

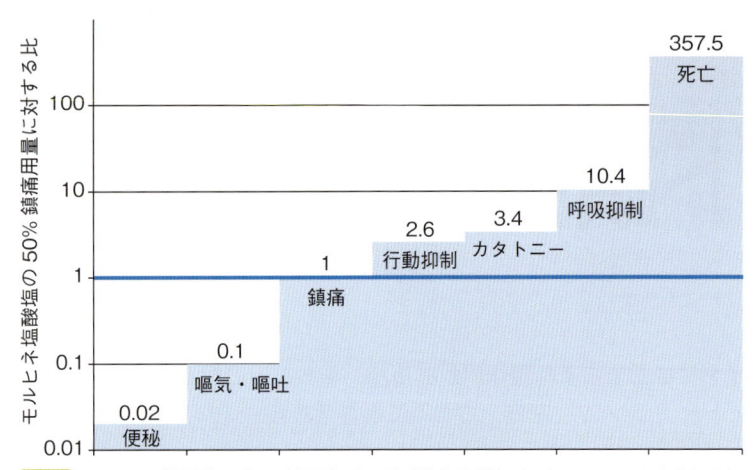

図2 モルヒネ塩酸塩の主な薬理作用の比（動物実験）（文献1より一部改変転載）
鎮痛に必要な量を1としたときの，それぞれの作用の出現するモルヒネ塩酸塩の量．嘔気や便秘は少量から出現するが，恐れられている呼吸抑制は鎮痛量の10倍，死亡は300倍以上である．

- オピオイドを適正に使用したときの副作用は，便秘，眠気，嘔気などであり，いずれも身体の機能を不可逆的に障害してしまうようなものではなく，快・不快に属するものが多い．つまり，副作用が問題となった際には，減量したり，副作用対策を行うことで，副作用出現前の状態に戻ったり，問題なく日常生活を過ごせるようになる．
- オピオイドの「怖い副作用」はいずれも過量投与の際に問題となるもので（図2），過量投与で問題となる副作用はオピオイドに限ったことではなく，降圧薬・糖尿病薬・利尿剤・かぜ薬など，日常使用する薬剤ほぼすべてに共通なものである．
- 患者の誤解を解くための説明として，「普通の痛み止めより身体にやさしい薬」は，大きなポイントとなる．

副作用を分けて考える

- 副作用対策がきちんと行われれば，鎮痛に必要なだけのオピオイドを上限なく投与することができるため，鎮痛対策がうまくいくかどうかは，不快な副作用に対してのマネジメントがカギとなる．
- オピオイドにはさまざまな副作用があるが，たとえば便秘は，モルヒネ塩酸塩が下痢止めの薬でもあるためにほぼ必発の症状であり，薬剤性過敏症のような「普通は起こらないが起こったら困る」という副作用と一緒にして考えるのは不適当である．そこで，副作用を図3のように分けて考えると理解・対応がしやすくなる．

オピオイドの副作用の分類

① 薬理作用として出現しやすい副作用
・便秘
・嘔気
・投与初期の眠気

② 比較的まれな副作用
・口渇　・発汗
・尿閉　・せん妄
・かゆみ

③ 過量・大量で出現する副作用
・呼吸不全
　SpO_2 低下や CO_2 上昇を伴う
・意識状態低下
・ミオクローヌス

図3 オピオイドの副作用の分類

コデインリン酸塩	便秘↑
トラマドール塩酸塩	便秘↓
モルヒネ塩酸塩	標準的な副作用
オキシコドン塩酸塩	ほとんど差がないが，嘔気↓？　精神症状↓
フェンタニルクエン酸塩	便秘↓　嘔気↓　眠気↓　精神症状↓

図4 モルヒネと比べた各オピオイドの副作用の違い

- また，オピオイドによって副作用が若干異なる（図4）．副作用コントロールが難しいときには，問題となる副作用が少ないオピオイドに変更する対策もある（オピオイドローテーション）．

薬理学的に出現しやすいもの

- 薬の作用上，高頻度で出現するもので，予防的な対応やオピオイドを使用する前の説明がQOLを保つカギとなる．

頻度の少ないもの

- 出現する頻度が少ないために予防的な対応は必要ないが，出現した場合には，それぞれの対応を行う．

過量・大量で出現するもの

- 過量による副作用を医療者が起こさないことは当然であり，正しくオピオイドの効果をアセスメントし，使用することが必要となる（効果・副作用のアセスメントのキーパーソンとして，日常の様子を観察する看護師の役割は重要である）．

- 患者家族に「○○の副作用がありますが使いますか？」と不安を煽るような説明はさける（例：「血圧の薬を一度に飲みすぎると死にますが，使いますか？」と説明することはない）．

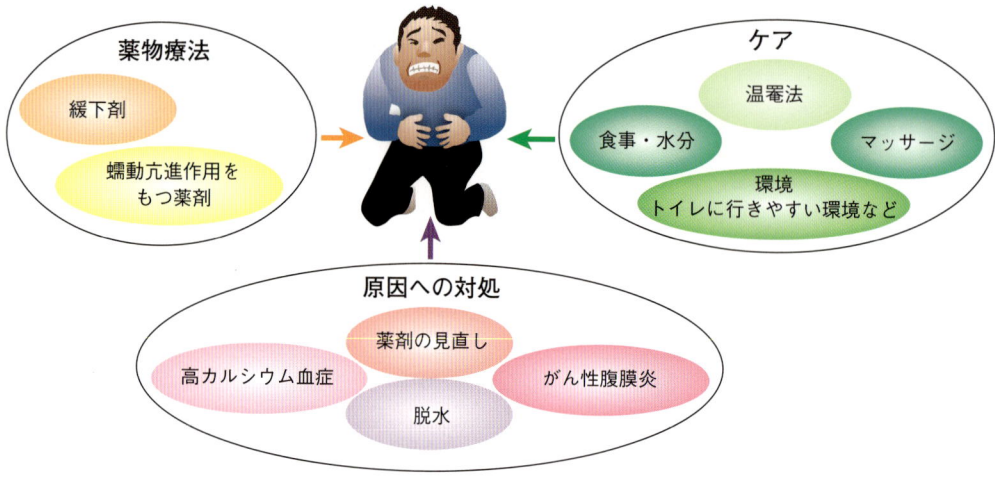

図5 オピオイドによる便秘の対処

" オピオイドの副作用 "
－薬理学的に出現しやすいもの－

▶便秘への対処（図5）

- 便秘はオピオイドの作用自体によるものであり，約90％と高頻度に出現するため，使用しているあいだは便秘対策を継続する必要がある（フェンタニルクエン酸塩を除く）．
- もともと便秘がちな場合と異なり，薬剤性・体力低下時には，4～5日排便がないだけでも嘔気・嘔吐の原因となり得るため，きめ細やかな対策が必要である．

薬による対応

- 便秘対策の薬剤は，主に浸透圧性緩下剤（小腸緩下剤）と，刺激性（接触性）緩下剤（大腸緩下剤）などに分類される（表1）．

浸透圧性緩下剤

- 便中に水分を引き込み軟化／膨張させることで，腸管が刺激され，排便を促す．
- 浸透圧性緩下剤は効き方が穏やかなことが多く，定期的な投与が適している．
- マグネシウム製剤はほとんど吸収されないため，重篤な腎機能障害がなければ上限はないが，がん性腹膜炎などによる腸管通過障害が高度になると，腸管の膨張促進が腹部膨満感の悪化につながることがある．

刺激性緩下剤

- 直接または吸収された後，大腸粘膜を刺激し，腸蠕動運動を亢進さ

表1 オピオイドによる便秘によく用いられる薬剤

分類		一般名	主な製品名	剤型	用法容量	機序
浸透圧性緩下剤（小腸緩下剤）	塩類下剤	酸化マグネシウム	酸化マグネシウム®	錠, 散	0.5g〜 分2〜3	小腸で水分を便内に引き込み, 軟化させる. それにより腸蠕動運動も亢進する
			マグラックス®	錠	0.2g〜 分2〜3	
		水酸化マグネシウム	ミルマグ®	錠, 液	0.3g〜 分2〜3	
	糖類下剤	ラクツロース	モニラック®	液	15〜30mL, 分1〜3	
刺激性緩下剤（大腸緩下剤）		センノシド	アローゼン®	錠	0.5〜1g 就前	胆汁で分解され吸収されるか, 直接到達し, 大腸粘膜を刺激
			プルゼニド®	錠	12〜48mg 就前	
			センノサイド®	液	10〜40滴	
		ダイオウ		散	1〜3g 分3	大腸粘膜を刺激し, 腸蠕動運動を亢進させる
		ピコスファートナトリウム水和物	ラキソベロン®	液	数滴〜ときに100滴以上	
		ビサコジル	テレミンソフト®	坐	1日1〜2個	
腸蠕動運動亢進		炭酸水素ナトリウム	レシカルボン®	坐	1日1〜3個	炭酸ガスによる大腸刺激
		モサプリドクエン酸塩	ガスモチン®	錠	15mg 分3	セロトニン4受容体刺激で腸蠕動運動亢進
自律神経刺激作用		メトクロプラミド	プリンペラン®	錠, 注	5mg〜ときに60mg	末梢性ドーパミン2受容体遮断作用
		パテンチン	パントシン®	散, 注	100〜300mg	迷走神経刺激作用
		ジノプロスト	プロスタルモン®・F	注	2〜4mg 分2	
浣腸剤		グリセリン	グリセリン浣腸液	浣腸	60mL〜120mL	

せる.
- 浸透圧性緩下剤で便を軟化させた後で, 刺激性緩下剤で調整するのが基本的な使い方で, ときに大量投与が必要な場合もある.
- 腸蠕動運動が亢進して疼痛悪化につながる場合には, 使用を控える.

その他の薬剤

- 浸透圧性緩下剤や刺激性緩下剤で, 便秘・下痢を繰り返してしまう場合などに, 広く腸管に作用するモサプリドクエン酸塩（ガスモチン®）が穏やかな効果を発揮する場合がある.
- 腸管通過障害を合併している場合, メトクロプラミド（プリンペラン®）, パテンチン（パントシン®）, 大建中湯などの薬剤を併用する場合もある.
- 海外では, 末梢性のオピオイド受容体を阻害し, 中枢性の鎮痛作用に影響せずにオピオイドの便秘の作用を改善させる薬剤も発売

されており，わが国でも導入が計画されている．

ケア

- がんが進行すると食欲が低下することが多く，水分摂取も不足気味となり，便秘の原因となる．
- 「便をがまんしてしまう」ことも原因の1つであり（女性に便秘が多い理由として考えられている），ADLが低下するとトイレに自由に行けなくなるため，看護師や周囲に気兼ねをしてしまい，便秘になりがちである．
- また体動が少なくなることで，腸管蠕動運動が促進されなくなる．食事内容の見直し，体調に応じ水分摂取を促すこと，排便しやすい環境を整えること，温罨法，マッサージなどが重要である．
- オピオイドによる便秘に対しては，がん性腹膜炎や腫瘍による腸管通過障害も多いため，繊維分などを積極的に摂取する健常人での便秘対策はあまり勧められない．

原因への対処

- がん性腹膜炎，高カルシウム血症，脱水，薬剤の副作用などが便秘を増悪させる．
- 抗コリン作用のある薬剤（抗ヒスタミン性制吐薬，フェノチアジン系，三環系抗うつ薬など）や，利尿剤（脱水の助長）などが便秘の原因となるため，必要に応じ見直していく．
- 便秘による症状，下剤の服用が大きな負担となる場合，フェンタニルクエン酸塩へのローテーションも検討される．

▶ 嘔気・嘔吐への対応

- 嘔気・嘔吐はつらい症状であり，同時に不安も引き起こしやすく，オピオイドへのアドヒアランスを大きく低下させる要因となる．
- 嘔気は，モルヒネ塩酸塩では30〜50％，オキシコドン塩酸塩では40％以下，フェンタニルクエン酸塩では20〜40％という高頻度で出現するため，予防的な対応と十分な説明が必要である．

オピオイドの嘔気の特徴

- オピオイド投与開始時には，基本的には制吐薬を処方することが望ましい．しかし一方で，オピオイドによる嘔気は，1〜2週で耐性がつくことが多く，漫然と制吐薬を投与することは，錐体外路症状[※2]などの副作用の原因となりやすい．
- そこで，1〜2週でいったん制吐薬を中止するか，嘔気が継続する場合には，副作用の可能性の少ない薬剤に変更することが必要である．
- この耐性形成により，投与初期あるいは投与初期での増量以外では，

❋2_**錐体外路症状** 制吐薬の副作用としてアカシジア[※3]，パーキンソン症候群[※4]などが注目を集めており，主にドーパミン2受容体拮抗作用をもつ薬剤が原因となる．制吐薬としては，プロクロルペラジン（ノバミン®），ハロペリドール（セレネース®），オランザピン（ジプレキサ®），メトクロプラミド（プリンペラン®）などで発症する．とくに，抗精神病薬では20〜40％にものぼるとされている．

❋3_**アカシジア** そわそわしてじっとしていられない症状．静坐不能症ともよばれる．病棟でそわそわして落ち着かない，叫ぶなどの症状があるとせん妄と間違われ，原因薬である抗精神病薬が増量され，さらに症状が悪化することがある．

❋4_**パーキンソン症候群** パーキンソン症候群は，固縮・無動などが特徴だが，進行がん患者では衰弱によるものと誤解され，対処されないことが少なくない．

表2 進行がんの嘔気の原因（文献2より一部改変転載）

がん	治療	全身衰弱
胃アトニー（腫瘍に随伴した内臓神経障害）	放射線照射	便秘
胃に貯留した血液	がん化学療法	咳
便秘	薬	感染
宿便	抗生物質	**合併症**
腸閉塞	アスピリン	機能的消化不良症
肝腫大	カルバマゼピン	消化性胃潰瘍
大量腹水	コルチコステロイド	アルコール性胃炎
脳転移	ジゴキシン	腎不全
頭蓋内圧亢進	鉄剤	ケトーシス
咳	刺激のある粘液溶解薬	
痛み	リチウム	
不安	NSAIDs	
高カルシウム血症	エストロゲン	
低ナトリウム血症	オピオイド	
腎不全	テオフィリン	

嘔気が突然発現することはまずない．
- 一方で，担がん患者での嘔気の原因は多岐にわたり（表2），オピオイドを服用している患者の嘔気の原因を，安易にオピオイドと決めつけるのは避けるべきである．
- 見過ごされやすいものに便秘，高カルシウム血症，不安，脳転移などがあり，オピオイドによるという思い込みにより，原因検索がされないことで，ときに命にかかわることがある．

嘔気のメカニズムと治療
- オピオイドが関連する嘔気は，化学受容器引金帯（chemoreceptor trigger zone：CTZ）にあるドーパミン2（D_2）受容体を介してのものが多い．また，前庭を介した経路もあるとされている（図6）．
- これら多様な機序による嘔気に対応するため，さまざまな薬剤を使用していくが（図7，表3），どの薬剤がよいかという標準的な指針は定まっていない．
- 基本的には予防投与が推奨されているが，制吐薬の副作用の観点から，予防投与をすべきかどうかについての議論もある．制吐薬の副作用の懸念がある場合，頓服使用が選択肢となる．

嘔気の治療－第1段階
- D_2受容体拮抗薬が第一選択となることが多く，原因への対応も併

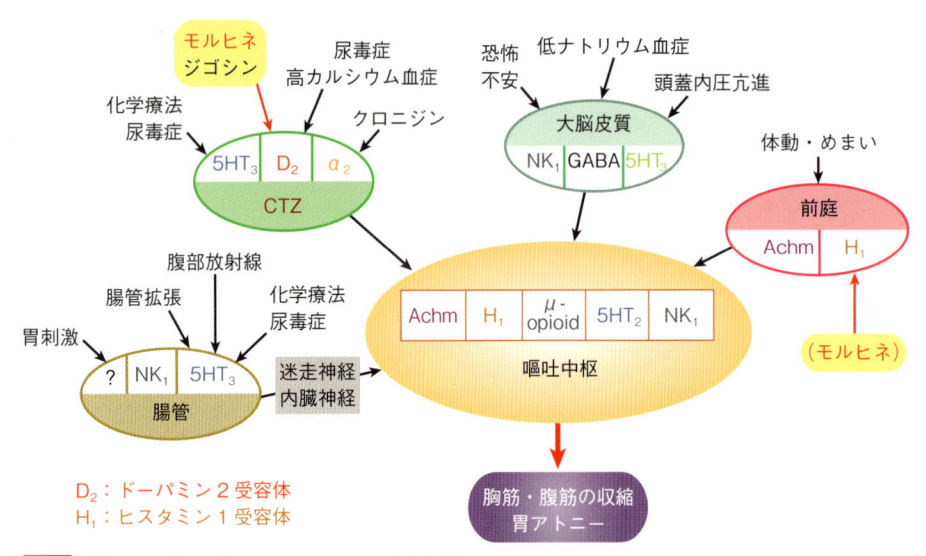

図6 嘔気のメカニズム（文献2より一部改変転載）

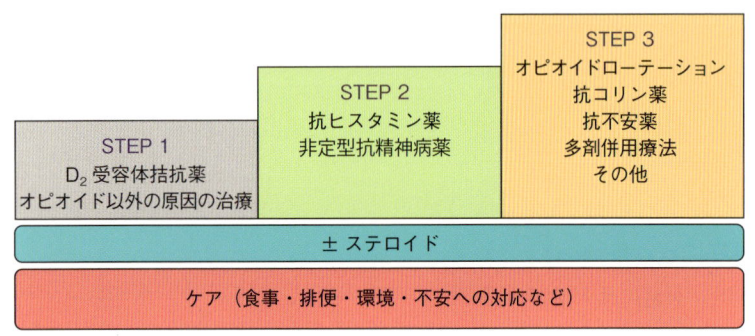

図7 嘔気の治療ステップ（文献3より一部改変転載）

せて行う．

プロクロルペラジン（ノバミン®）

- 効果も高く，D_2受容体以外への作用もあるために，わが国では頻用されている．
- 抗精神病薬であり，錐体外路症状が出現しやすいため，長期連用は避けるべきである．
- 日常診療では，漫然と投与されていることが少なくないため，1～2週間をめどにいったん中止することが重要である．

ハロペリドール（セレネース®）

- 効果は比較的高いが，錐体外路症状の発現がプロクロルペラジンより多いため，薬剤を内服できないときなどに主に使用される．
- プロクロルペラジンと同様，錐体外路症状に注意が必要である．

表3 主な制吐剤

	一般名	主な商品名	使用量のめやす	注意すべき副作用
第1段階	プロクロルペラジン	ノバミン®	注射・内服とも 10 ～ 15mg 分 2 ～ 3,または頓服	錐体外路症状に注意,2週間以内に中止
	ハロペリドール	セレネース®	内服：0.75mg,注射 2.5mg,眠前1回	錐体外路症状に注意,2週間以内に中止
	メトクロプラミド	プリンペラン®	内服,注射とも 10 ～ 30mg 分 2 ～ 3	衰弱時には錐体外路症状が出ることも
	ドンペリドン	ナウゼリン®	内服：30 ～ 60mg 分 3,座薬：120mg 分 2	錐体外路症状は少ない
第2段階	ジフェンヒドラミン・ジプロフィリン	トラベルミン®	内服：3錠分3,注射：1回1A,1日2～3回	ときに眠気
	ジメンヒドリナート	ドラマミン®	内服：150mg 分 3	ときに眠気
	オランザピン	ジプレキサ®	内服：2.5 ～ 7.5mg,眠前1回	錐体外路症状に注意,できれば継続しない。糖尿病で禁忌
	リスペリドン	リスパダール®	内服：0.5 ～ 1.5mg,眠前1回	錐体外路症状に注意,2週間以内に中止
第3段階	レボメプロマジン	ヒルナミン®	内服・注射とも 5 ～ 12.5mg,眠前1回	強い眠気
	スコポラミン臭化水素酸塩水和物	ハイスコ®	就前または頓服が望ましい	眠気,せん妄

メトクロプラミド（プリンペラン®）
- オピオイドの嘔気への効果はやや低いとされるが,錐体外路症状が発現しにくく,長期の連用に適している.
- また,腸管蠕動運動促進作用から,嘔気の原因となる腸内容の停滞を改善させる作用がある.

ドンペリドン（ナウゼリン®）
- CTZ は血液脳関門（blood-brain barrier：BBB）の外にあるため,メトクロプラミドとほぼ同じ中枢性の制吐作用も発揮する.

原因への対応と,常に行うケア
- 治療・改善可能な原因がある場合（便秘,高カルシウム血症,不安,脳転移など）,平行しての治療が必要である.
- オピオイド服用中の患者では,3～4日程度の短期の便秘も嘔気の原因となることがある.医師は排便状態まで気を遣っていないことも多いため,患者の生活面の管理として常に注意を払う必要がある.
- 環境因子としては,周囲の臭気,排泄・排液物が目に入らないか,香りの強い食事,口腔内の状態など,看護師ならではの気づきも重要である.

- 担がん患者は，種々のストレスにさらされており，そのようなストレスが身体化され，嘔気となって現れることはときどき経験する．患者がそのような想いを表出でき，支えがあると実感できるようなコミュニケーションも重要である．

嘔気の治療－第2段階

D_2受容体拮抗薬だけ改善困難な場合，ほかの種類の制吐薬を使用していくことが必要である．

抗ヒスタミン薬：ジフェンヒドラミン・ジプロフィリン（トラベルミン®），ジメンヒドリナート（ドラマミン®）など

- いずれも前庭経由での嘔気に効果があるため，乗り物酔い止めとして使用されているが，モルヒネ塩酸塩は前庭に作用し嘔気を生じる場合があるため，D_2受容体拮抗薬で効果が乏しい場合や長期に使用する場合に適している．
- また，抗不安作用をもち，不安からの嘔気にも効果が期待できるが，副作用として眠気がある．

非定型抗精神病薬：オランザピン（ジプレキサ®）など

多くの受容体に作用するため，いろいろな機序をもった複雑な嘔気に効果が期待されており，オランザピンやリスペリドンなどが使用される．

- オランザピン（ジプレキサ®）では，眠気などの副作用は少なめだが，錐体外路症状には注意は必要である．高血糖からケトアシドーシスを引き起こす副作用が報告されており，糖尿病患者では使用は禁忌である．

嘔気の治療－第3段階

これまでの治療に反応しない場合，さらにほかの薬剤，併用療法やオピオイドローテーションなども選択肢となる．

レボメプロマジン（ヒルナミン®）

- 海外では嘔気に対してよく使用されている定型抗精神病薬であるが，オランザピンに比べ催眠作用が強いのが欠点である．

スコポラミン臭化水素酸塩水和物（ハイスコ®）

- BBBを通過し，嘔吐中枢（vomiting center：VC）に直接作用することで制吐作用を発揮する．
- 一方，中枢に作用するため，眠気やせん妄などの副作用を生じやすく，とくに高齢者では注意が必要である．

抗不安薬

- 不安は嘔気の重要なトリガーであり，原因の一つとなっていることも少なくない．

- これまでの薬剤に抗不安薬を追加することで，嘔気の改善が期待できる．

▶ 投与初期の眠気

- オピオイドが過量になると眠気が出現するが，投与初期には過量ではなくても眠気が出現することがある．
- 通常は3〜5日で耐性がつくため，特別な対処は不要である．
- 眠気を患者が訴えた場合，「眠気はつらい眠気ですか？ うとうと気持ちよい眠気ですか？」と質問しつつ，「通常は3〜5日で耐性がつくため，それまで様子をみたい」と説明する．
- つらい眠気で生活に支障がある場合は，減量やオピオイドローテーションを検討していく．
- 安定して投与しているときに眠気が出現した場合は，身体の変調（腎機能障害の出現，感染症，高カルシウム血症など）をまず疑う必要がある．

" オピオイドの副作用 ―頻度の少ないもの― "

- 嘔気や便秘と異なり，比較的頻度が少ないために予防的な対応は必要ないが，出現した場合には，それぞれの対応を行っていく．
- オピオイドを中止しなければならないような状況にはなりにくいが，コントロール困難な場合にはオピオイドローテーションや減量，ほかの鎮痛手段との併用を行う．

▶ せん妄

- せん妄は日常診療で大きな問題となる症状で，入院患者の10〜30％に認められ，末期では80％以上という報告もある頻度の高い疾患である．
- 「精神科の病気」と思われがちであるが，せん妄の87％は明らかな身体的疾患が原因であるとの報告もある．
- オピオイドも原因の一つとなるが，他の身体的状況が複合していることが多い（図8）．
- 抗精神病薬はせん妄の治療薬ではなく，興奮などを鎮めて危険を避けるという側面も大きいため，原因の治療と環境整備・ケアに先行するものではない．
- 患者本人は状況がよく飲み込めずに強い不安や恐怖を感じているが，自分が変だったことや恐怖は改善後も覚えていることが多いため，患者に安心してもらえるようなていねいな声かけや応対が

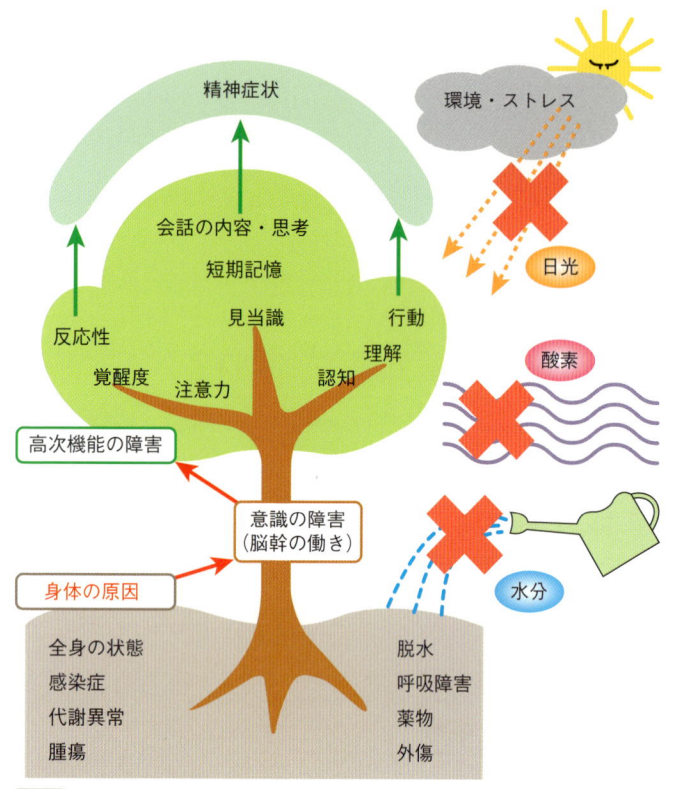

図8 せん妄の病態
せん妄は，精神症状が主体ではあるが，精神の病気ではない．身体の原因（土壌）の悪化により，意識（木の幹）が障害され，高次機能（葉）の異常として目に映るだけである．土壌を改善しない限り，木の幹や葉の回復はない．

必要となる．

- せん妄への対処として，環境の整備，安心を高める工夫，安全の確保，原因の治療に加え，対症療法としての抗精神病薬の使用などがある（図9）．
- 混乱している患者を目の前にして，家族も大きな不安を抱えているため，家族への説明※5も重要である．

口渇

- オピオイドの抗コリン作用により，口渇が起こる場合がある．
- がん患者は抗がん治療，摂食低下，免疫低下，ステロイドの使用などにより口腔内のトラブルを抱えやすくなっているため，日常的なケアが必要となる．
- 口渇は点滴では癒すことが困難で，口腔内の湿潤を保つケアが対応のカギである．
- 口腔内の清潔の維持（洗浄），保湿剤の使用，飲水困難な場合には氷片などで粘膜に効果的な水分補給を行うことなどで対応する．

※5_家族への説明 「せん妄という状態ですが，体の調子が病気や薬の影響で一時的に落ちているため，脳の機能も落ちているのです．寝ぼけている状態に近いかもしれません．気がおかしくなったのではなく，調子が戻ればもとに戻りますよ」「ご本人はとても不安な気持ちですので，安心できるようにご家族から，『大丈夫だよ』と声をかけていただいたり，写真やよく使っていたものを持ってきていただけますか？」など，安全管理の監視役としてではなく，患者に安心な環境を提供するためにご協力いただくという姿勢がよい．

環境整備	安心を高める工夫
生活リズムをしっかりつくる 　　日光を当てること（体内時計のリセット），十分な睡眠 見当識を高める 　　時計・カレンダーを置く，訪室の際に日時を確認する 単調な環境を避ける 　　部屋に閉じ込めない，規則正しい音（モニタなど）を避ける，拘束をできるだけ避ける	家族にそばについてもらう 　　状況がよくわからなくても，家族がいれば安心できる 普段から使っていた身の回りの物を置く 　　自分がいてもいい場所と思ってもらう 対応するスタッフを固定する 　　知らない人に囲まれる恐怖の軽減
安全確保	**原因治療**
ルートはできるだけ減らす 24時間点滴を避ける 危険物を身のまわりに置かない 直接的な拘束に頼らない工夫（センサーマットなど）	感染，肝腎機能障害，電解質異常，低酸素，脱水への治療，原因薬剤の見直し，オピオイド過量の場合は減量，不快な症状（疼痛・尿意切迫）などの軽減，オピオイドローテーション（フェンタニルクエン酸塩などへの変更）
対症療法	
抗精神病薬 　　リスペリドン（リスパダール®），クエチアピンフマル酸塩（セロクエル®），ハロペリドール（セレネース®）など 各種睡眠薬 　　抗精神病薬と併用し，十分に睡眠できる量を使用．中途半端な量は脱抑制により逆効果 漢方薬（抑肝散） 　　副作用で抗精神病薬が使用しづらい場合，併用を試す価値がある．イライラが治まり，患者本人が安心できる場合もある	

図9 せん妄出現時の対処

尿閉

- 口渇と同じく，抗コリン作用により出現する．
- 通常はオピオイドに対する耐性形成のために，自然軽快することが多いが，日常生活上問題となる場合には，タムスロシン塩酸塩（ハルナール®）やベタネコール塩化物（ベサコリン®）などの，排尿障害治療薬を使用する．

かゆみ

- オピオイドはμ受容体作動薬であり，この作用がかゆみを引き起こすことがある．
- かゆみに対しての薬剤は限られているが，抗ヒスタミン薬で効果がみられることがある．
- また，よもぎローションやメントールなどでかゆみの感覚を抑えたり，場合によっては鎮痛補助薬が効果を発揮する場合がある．
- 現在は適応が透析患者に限られているが，κ受容体作動薬がこのμ受容体の作用を阻害することから，ナルフラフィン塩酸塩（レミッチ®）が発売されている．

発汗

- オピオイド使用中に発汗が増え，ときにシャツを一晩で換えなければならないほどになることがある．
- H_2ブロッカーのシメチジン（タガメット®）に，機序不明ながらオ

ピオイドの発汗を抑える作用があると報告されている．
- 他のH_2ブロッカーで同様の作用があるかは不明だが，胃薬であるために比較的抵抗なく試すことはできる．

" オピオイドの副作用
―過量・大量で出現するもの― "

- オピオイドは，効果判定を行いながら適切に使用すれば，過量投与になることは少ない．
- 過量による呼吸抑制・意識障害を疑った場合でも，ほかの原因を見逃さないことが大切である．
- 緊急性がなければ減量などで対応し，オピオイド拮抗薬はなるべく使用しないほうがよい．

- 過量（中毒量）で出現するオピオイドの副作用には，呼吸抑制・意識障害がある．
- しかし，鎮痛用量と重篤な呼吸抑制が出現する用量は大きく違うため（図2），傾眠にもかかわらず増量するなどの不適切な増量をしなれば，重篤な呼吸抑制はまず出現しない．
- 例外はフェンタニルクエン酸塩で，傾眠の副作用が少ないため，有効性を評価せずに安易に増量すると，呼吸抑制がいきなり出現することがある．
- そのほかに，オピオイドの大量投与で発現するミオクローヌスの副作用がある．
- オピオイドによる呼吸抑制は，呼吸数が8回/分程度までならSpO_2の低下や高CO_2血症を引き起こさないとされるため，適切な用量であれば多少呼吸数が減っても特段の対処は必要はない．
- 適度に呼吸数減少（頻呼吸が改善する）ことで，深く落ち着いた呼吸ができるようになり，換気が効率よくなることがある．
- このほかに，オピオイド自体に呼吸困難感を減弱する作用もあるため，呼吸数が比較的低め（10〜15回/分程度）に維持されることは，肺病変からの呼吸困難感に有効である．
- 意識障害については，オピオイドが真の原因であれば，オピオイドを減量して半日〜1日程度すれば自然と改善する．
- 一方で，がん患者はさまざまな身体状況の悪化要因を抱えており，呼吸抑制・意識障害の原因となるような緊急対応が必要な状況はたくさん考えられる．
- 安易にオピオイドによる副作用と決めつけ，ナロキソン塩酸塩[5]

❁5_ナロキソン塩酸塩　μ受容体拮抗作用により，オピオイドの拮抗薬として使用される．効果は静注後ただちに出現するが，効力は30分以降低下するため，徐放剤の作用を拮抗するには複数回投与する必要がある．副作用だけでなく鎮痛作用も拮抗してしまうため，疼痛コントロールも悪化してしまうので，注意が必要である．

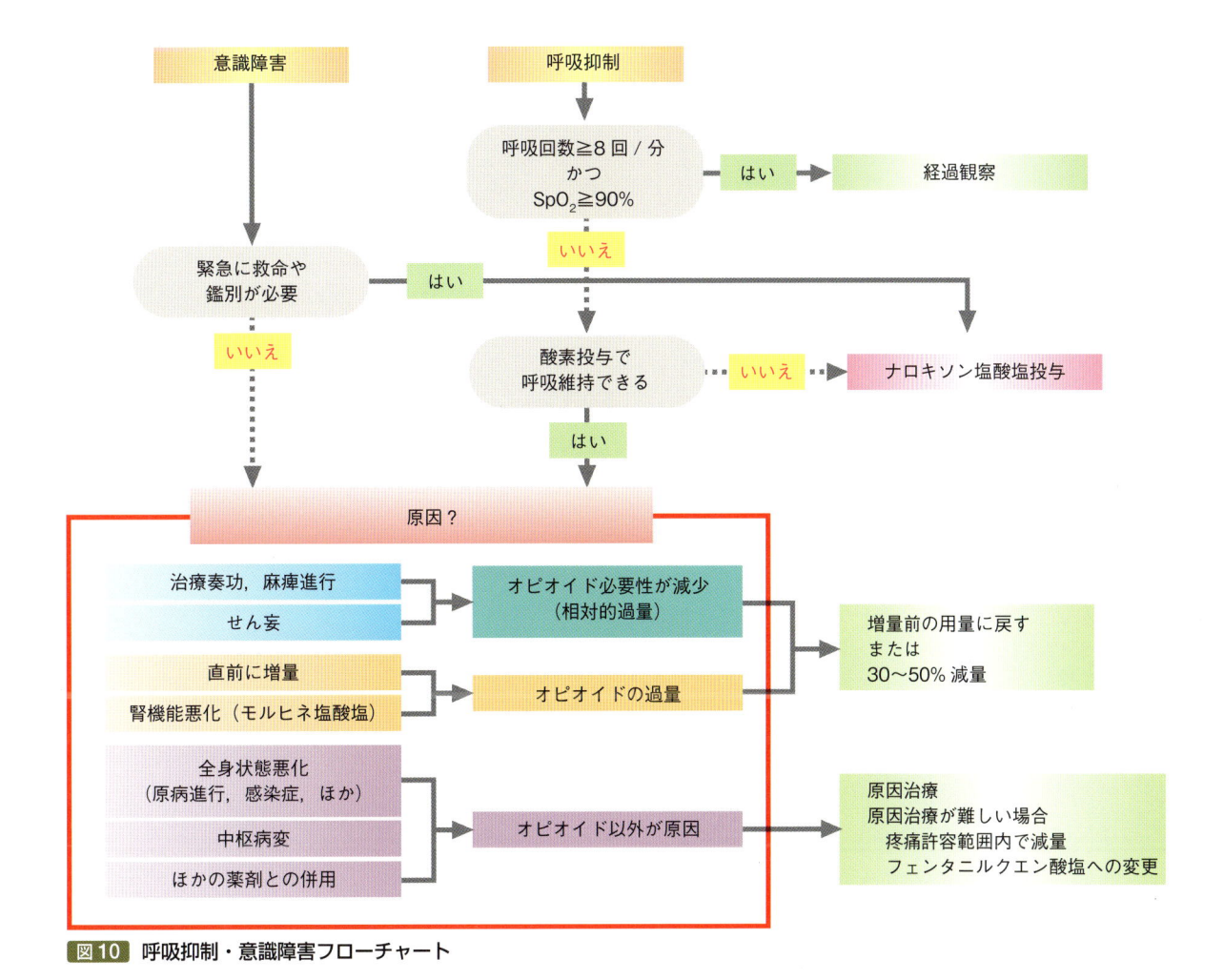

図10 呼吸抑制・意識障害フローチャート

などの拮抗薬を投与した場合，呼吸数の改善などがみられるが，真の原因がその間に進行してしまって致命的な状況になりうる．
- そこで，当面の対応と，原因の診断がとても重要となる（図10）

❯ 意識障害
- 意識障害がオピオイドによるものかの判断がつかず，緊急に救命や鑑別が必要な場合にはナロキソン塩酸塩の使用が必要となる．しかし，そのような場合はごくまれで，当面の生命の危険がない場合には原因検索を進めるべきである．

❯ 呼吸抑制
- 呼吸状態に問題なく症状がコントロールされていれば，経過観察で十分であり，酸素投与などで呼吸が維持できれば，ナロキソン塩酸塩を使うことは推奨できない．

❯ 原因の判断
- 化学療法や放射線療法が奏功した場合や麻痺が進行した場合，あ

るいはそのほかの原因により，痛み自体が減少することがある．
- この場合は，オピオイドの必要量が減少したため（相対的過量），適切に減量することが必要である．
- 直前にオピオイドを増量していた場合，オピオイドが効きにくい痛みにもかかわらず増量したために，過量になったことが考えられる．
- また，モルヒネ塩酸塩投与時に腎機能が悪化すると蓄積してしまう．このような場合にも減量が必要である．
- そのほかの原因の場合，まずはその原因を取り除くことが重要であるが，進行がん患者では原因を取り除くことが難しい場合も多い．
- 疼痛コントロールが悪化しない範囲で減量することや，比較的呼吸抑制作用の少ないフェンタニルクエン酸に変更することを検討する．

ミオクローヌス
- 突然，素早く起こる不随意運動で，典型的には数秒に一度，手足が「ぴくっ」っと痙攣する．
- 神経学的な異常や低血糖，腎機能障害なども原因となるが，オピオイドの大量投与時にも発症することがある．
- ベンゾジアゼピン系の薬剤が治療として効果があり，よく使用されるのは抗痙攣作用の比較的強いクロナゼパム（ランドセン®，リボトリール®），ジアゼパム（セルシン®，ホリゾン®），ミダゾラム（ドルミカム®）などである．

引用・参考文献
1) 鈴木 勉ほか（鎮痛薬・オピオイドペプチド研究会編）：オピオイド治療－課題と新潮流．エルゼビアサイエンミクス，2001．
2) Twycross R, et al（武田文和監訳）：トワイクロス先生のがん患者の症状マネジメント 第2版．医学書院，2010．
3) 日本医師会監：がん緩和ケアガイドブック2008年版．青海社，2008．
4) 清水公一ほか：経口モルヒネ製剤，経口オキシコドン製剤．フェンタニル貼付薬の3剤における鎮痛効果および副作用の比較．PROGRESS IN MEDICINE．28（9）：2267～2272，2008．
5) 的場元弘ほか：経口オピオイド鎮痛薬の重要性とオキシコドンが果たす臨床的役割．がん患者と対症療法，18（2），11～17，2007．
6) M. Watson, et al: OXFORD HANDBOOK OF PALLIATIVE CARE 2nd Ed. OXFORD UNIVERSITY PRESS, 2009.
7) Twycross R, et al: Plliative Care Formulary 3rd Ed. Palliativedrugs.com Ltd, 2008.
8) Howard S. Smith（井上哲生ほか監）：痛みの治療薬－その基礎から臨床まで－．エルゼビア・ジャパン，2005．
9) ターミナルケア編集委員会編：わかる できる がんの症状マネジメントⅡ．三輪書店，2001．
10) 伊東俊雅：オピオイドによる嘔気・嘔吐対策．ペインクリニック，29（8）：1069，2008．
11) 井上哲生ほか（Howard S.Smith 監）：痛みの治療薬－その基礎から臨床まで－．エルゼビア・ジャパン，2005．
12) 和田 健：せん妄の臨床 リアルワールド・プラクティス．新興医学出版社，2012．
13) 日本精神神経学会監訳：米国精神医学会治療ガイドライン，せん妄．医学書院，2000．
14) 薬物療法検討小委員会編：せん妄の治療指針 日本総合病院精神医学会治療指針1．星和書店，2005．
15) 亀井淳三：オピオイドによる呼吸抑制とその対策．ペインクリニック，29（8）：1079～1086，2008．

Chapter 4 がん疼痛に対する薬物療法

05 鎮痛補助薬

> **Key Point**
> - WHO方式のがん疼痛治療法に従えば，20%弱のがん疼痛はNSAIDsとオピオイドのみでは除痛が難しく，鎮痛補助薬を必要とする．
> - オピオイドを増量することで除痛がもたらされるならば，副作用が強くないかぎり，増量することに問題はない．
> - 神経障害性疼痛を伴うがん疼痛に対しては，三環系抗うつ薬の有効性は確立されているが，抗うつ薬の副作用には重篤なものがあるので，投与に際しては十分に留意する．
> - 神経障害性疼痛を伴うがん疼痛に対し，使用する抗痙攣薬のうち，ガバペンチンはエビデンスレベルが最も高く，第1選択薬である．
> - 抗不整脈薬は他の鎮痛補助薬と異なり眠気がほとんど出ないので，心機能に問題ない場合は使用を検討すべき薬物である．

" 鎮痛補助薬とは "

● オピオイドに反応しにくい痛み

- がん疼痛は，NSAIDs（非ステロイド性消炎鎮痛薬：nonsteroidal antiinflammatory drugs）とオピオイドを組み合わせる基本的なWHO方式がん疼痛治療法に従えば，80%以上の患者でコントロールされる．逆にいうと，20%弱のがん疼痛はNSAIDsとオピオイドだけでは，鎮痛が難しいということを示している．
- 表1に示したように，オピオイドに反応しにくい痛みとしては，

表1 オピオイド不応性のがん疼痛とその治療法

・神経障害性疼痛	鎮痛補助薬，神経ブロック
・骨転移に伴う痛み	放射線療法，ビスホスホネート製剤
・交感神経由来の痛み	交感神経ブロック
・頭蓋内圧亢進による痛み	ステロイド，グリセオール，モルヒネ塩酸塩
・消化管の筋攣縮による痛み	鎮痙剤，緩和的手術療法，オクトレオチド酢酸塩

5. 鎮痛補助薬 85

神経障害性疼痛，交感神経由来の痛み，頭蓋内圧亢進に伴う痛み，骨転移に伴う体動時痛などがある．また，オピオイドを使うべきではない痛みとして，消化管の平滑筋収縮に伴う痛みがあげられる．

- 交感神経由来の痛みに対しては交感神経ブロックが有効であり，頭蓋内圧亢進に伴う痛みに対してはステロイドや濃グリセリン（グリセオール®）を用いるほか，放射線療法も適応となることがある．骨転移に伴う体動時痛に対しては整形外科的アプローチを必要とすることがある．また，消化管狭窄・閉塞などによる平滑筋収縮に伴う痛みには鎮痙剤やオクトレオチド酢酸塩の投与，場合によっては外科的処置を必要とすることがある．
- これらのオピオイドに反応しにくい痛みのなかで，最も多く遭遇するのは神経障害性疼痛であり，疼痛コントロールに難渋することが多い．また，その対処は薬物療法が中心となる．ここでは，神経障害性疼痛に対する鎮痛法を中心に述べることとする．

❯ 鎮痛補助薬の種類

- 本来の鎮痛薬であるNSAIDsとオピオイドを用いて副作用もなく十分な鎮痛が得られればよいが，これらのみでは十分な鎮痛が得られなかったり，副作用が制御できなかったりする．鎮痛補助薬とは，NSAIDsやオピオイド以外に，本来は鎮痛薬としては用いない薬剤を用いて，副作用を軽減したり，オピオイドの効きにくい疼痛に対して鎮痛作用を増強したりする薬剤のことである．
- オピオイドの副作用を和らげるための制吐剤や緩下剤などを鎮痛補助薬と分類する場合もあるが，ここでは，神経障害性疼痛に対して鎮痛効果を高めるために用いるNSAIDsやオピオイド以外の薬剤について述べることとする．
- 鎮痛補助薬ではないが，神経障害性疼痛にも有効とされる弱オピオイド，トラマドール塩酸塩についても簡単に取り上げた．また通常は鎮痛補助薬には分類されないが，骨転移による疼痛に対して有効とされるビスホスホネート製剤と塩化ストロンチウム（メタストロン®）についても要点を述べる．

❯ 神経障害性疼痛の診断

- 神経障害性疼痛とは，末梢神経や中枢神経の損傷や障害によってもたらされる疼痛症候群である．
- 第1の特徴として，NSAIDsに加え，オピオイドを増量しても鎮痛効果が得られにくいということがあげられる．がん疼痛患者に対して，オピオイドを増量することで疼痛が軽減するのであれば，傾眠などの副作用が強くないかぎり，オピオイドを十分に増量してい

- くことが必要である．オピオイドを増量しても，疼痛の軽減が得られず，傾眠などの副作用ばかりが強くなる場合には，神経障害性疼痛の存在を疑わなければならない．
- 第2の特徴として，患者の訴える痛みの表現が違うことがあげられる．けがや火傷をしたときのような通常の痛みとは異なるが，痛いとしか表現しようのない痛みである．痛いというより，しびれる，電気が走る，びりびりする，ズーンと重い，焼けるような，締めつけられる，押えられるような，などと表現される．アロディニア✻1（異痛症）の出現がみられることがある．下着が触れるだけで痛みを訴える典型的なアロディニアもあるが，痛みの部位を「触ってほしくない」と訴えるような軽度のアロディニアもみられる．
- 第3の特徴として，画像診断により神経圧迫や神経浸潤像を認めることがあげられる．脊椎転移による根神経の圧迫・浸潤，下部腰椎浸潤，骨盤内再発，腕神経叢浸潤（パンコースト腫瘍✻2）などでよく観察される．

✻1_**アロディニア** 損傷された神経の支配領域の感覚低下（知覚鈍磨）やしびれ感がみられるにもかかわらずその部位が痛んだり，軽くさするなどの通常は痛みを引き起こさない軽い刺激によって引き起こされる痛み．

✻2_**パンコースト腫瘍** 肺尖部の悪性腫瘍．肩から腕にかけて痛みがあり，手の筋の萎縮を認める．

神経障害性疼痛の発生機序

- 通常の疼痛である侵害受容性疼痛は，体性痛と内臓痛に分けられる．体性痛の場合，皮下にある侵害受容器に刺激が加わると，1次神経を介して起動電位が脊髄後角に伝えられ，シナプスを介して2次神経に伝達される．2次神経は脊髄対側の脊髄視床路を上行し，脳幹部の視床で3次神経に伝えられ，大脳皮質に投射され，痛みとして知覚される．内臓痛は内臓の侵害受容器から交感神経を通り，腹腔神経叢から交感神経幹を介して脊髄後角に至り，2次神経に刺激が伝えられる．
- 1次神経から2次神経に至るシナプスでは，シナプス前後で中脳，橋，延髄の上部から下行性の抑制を受ける．
- 神経障害性疼痛は2次神経の過敏化によって起こると考えられている．1次神経の障害により，持続的に疼痛刺激が2次神経に伝えられると，2次神経の過敏化が起こり，中枢への疼痛刺激伝達がさらに増幅されることで，神経障害性疼痛が発生する．この疼痛の発生にはNMDA受容体がかかわっている．

鎮痛補助薬の作用機序

- 鎮痛補助薬として用いられる薬剤には，抗痙攣薬，抗うつ薬，抗不整脈薬，NMDA受容体拮抗薬，およびその他の薬剤（ステロイド）があげられる．鎮痛補助薬の作用機序としては，以下の5つが考えられている．
- ・過敏になっている脊髄2次神経の興奮を抑制する（抗痙攣薬，抗

不整脈薬）
- 2次神経の抑制性シナプスの作用を増強させる（オピオイド，抗痙攣薬）
- 下行性抑制系*3 を賦活化する（抗うつ薬）
- NMDA受容体拮抗薬の投与（ケタミン塩酸塩）
- 末梢での炎症を抑える（NSAIDs，ステロイド）

❋3_下行性抑制系　脳幹から脊髄に向かって下行する抑制系ニューロンによって，脊髄後角でのシナプス伝達を抑制する神経経路でセロトニン系とノルアドレナリン系がある．

鎮痛補助薬の種類と適応

▶ 抗うつ薬

- 神経障害性疼痛を伴うがん疼痛に対する三環系抗うつ薬（tricyclic antidepressant：TCA）の有効性については確立されている．そのほかの抗うつ薬については，はっきりしたEBMをもつものはないが，非がん性の神経障害性疼痛に対して有効であるものも少なくない．
- 第1世代のTCAから進んで，副作用を軽減した第2世代のTCA，四環系抗うつ薬が開発され，最近では新たな抗うつ薬として第3世代の選択的セロトニン再取り込み阻害剤（selective serotonin reuptake inhibitor：SSRI），第4世代のセロトニン・ノルアドレナリン再取り込み阻害剤（serotonin/norepinephrine reuptake inhibitor：SNRI）も発売されるようになっている．
- TCAには多くの副作用があり，とくに高齢者や状態の悪い患者に対する使用には注意を要する．最も重篤な副作用は心毒性である．不整脈，心不全などのほか，脚ブロックやAV（房室：atrio-ventricular）ブロックなどの伝導障害を悪化させ，大量投与では死に至ることもある．TCAを用いる場合には，心電図のチェックが必要であり，とくにアントラサイクリン系の抗がん治療を受けていた患者では，心毒性に注意を払うことが大切である．高齢者や糖尿病，高血圧の患者にも副作用が出現しやすいので注意する．
- また，TCAは抗コリン作用が強いため，副作用として口渇，便秘，目のかすみ，排尿障害などがみられ，急性隅角緑内障*4 や前立腺肥大症には禁忌である．アドレナリンα1受容体遮断（抗アドレナリン）作用による起立性低血圧もきたしやすく，ふらつき，めまいを生じ，転倒の危険があるので注意が必要である．また抗ヒスタミン作用を有するものが多く，眠気を生じやすいので，初めは眠前に投与するほうがよい．さらに，認知障害のある患者に投与する場合

❋4_急性隅角緑内障　房水排出部である隅角が比較的短期間にふさがり，眼圧が急激に上昇することにより発生する．

- は，混乱（せん妄）が生じやすいことも注意点の1つである．錐体外路症状をきたすものもある．
- 抗うつ効果に必要な量より少量で鎮痛効果が得られるので，少量から投与を開始し，鎮痛効果と副作用をみながら少しずつ必要な量まで増量することが大切である．
- うつ病の患者に対しては抗うつ薬を投与してから，抗うつ効果が出現するまでの期間は投与開始から1週間ないし1カ月を要するが，鎮痛効果はそれよりも短く，通常1週間以内で効果がみられる．
- 抗うつ薬には多くの種類があり，どれを選択するかは難しい問題であるが，臨床試験の結果から最も信頼性の高いのは第1世代のTCAである．しかし，第1世代のTCAは重篤なものを含む副作用が強いため，高齢者，心疾患を有する患者，アントラサイクリン系の抗がん剤を長期に用いた患者，全身状態が不良な患者などにはアモキサピン25mgの眠前投与から開始する．
- SNRIはTCAに比べて，副作用が格段に軽微であり使いやすいため，今後は抗うつ剤の第1選択薬になると思われる．
- 2010年にわが国においても発売が開始されたSNRI，デュロキセチン塩酸塩は，うつ病以外に糖尿病性神経障害に伴う疼痛に対する保険適応があり，がん性の神経障害性疼痛にも有用である．デュロキセチン塩酸塩は神経障害性疼痛に対して，プレガバリン，ガバペンチン，TCAとともに第1選択薬とされている[1]．
- デュロキセチン塩酸塩は1日1回20mg，朝食後より開始し，3～7日で効果と副作用を観察し，疼痛が軽減しない場合は，1日1回40mg，朝食後に増量する．さらに7日間観察し，疼痛の軽減がみられないときは，他剤への変更を考える．副作用としては，悪心などの消化器症状，眠気，便秘，めまいなどがあるが，TCAに比べると軽度である．

● 抗痙攣薬

- 2010年6月にわが国でも使用可能となったプレガバリンは，当初は帯状疱疹後神経痛にだけ適応があったが，2010年10月に末梢神経障害性疼痛にも適応が拡大された．ガバペンチンは抗痙攣薬の適応しか認められておらず，必要量までの増量に時間がかかり使いにくい．保険適応上からも，抗痙攣薬を使用する場合には，プレガバリンを第1選択とすべきであろう[2]．
- また，プレガバリンは薬剤相互作用や臓器障害が非常に少ない薬剤であること，生物学的利用率*5が大きいのでタイトレーション*6が行いやすい[3]．

*5_**生物学的利用率** 投与された薬物がどれだけ全身循環中に到達し作用するかの指標．プレガバリンはガバペンチンに比べ血中への移行が良好．

*6_**タイトレーション** 鎮痛薬を低用量から始めて，鎮痛に必要な量まで段階的かつすみやかに増量していくこと．

- プレガバリンの通常の開始量は1日150mgを2回に分けて服用であるが，75mgの眠前投与から開始する．プレガバリンの効果は用量依存性であり，効果をみながら注意深く漸増していくことが大切である．腎障害がなければ300mg/日まで増量する．300mg/日まで増量しても疼痛の軽減がみられなければ，他剤への変更を考慮する．
- リリカ®（プレガバリン）は肝臓でほとんど代謝を受けず，大部分がそのまま腎臓から排泄されるため，腎機能障害のある患者には慎重に投与する．高齢者や腎機能障害のある患者には，25mgの眠前投与から開始するのが安全である．効果をみながら次第に増量する[4]．
- プレガバリンの副作用は，眠気，浮動性めまい，便秘，末梢性浮腫などであるが，ほかの鎮痛補助薬に比べると軽度である．しかし，副作用に関しては個人差が大きく，とくに高齢者では注意を要する．
- 従来は，神経障害性疼痛に対し，カルバマゼピンやフェニトインなどの抗痙攣薬がよく使用されていたが，眠気，ふらつき，眩うんなどの副作用が強く，オピオイドとの組み合わせでより増強されることが多い．これらの抗痙攣薬は，非がん性の神経障害性疼痛に対する有効性はほぼ確立されているものの，がん性の神経障害性疼痛に対する信頼に足りる臨床試験は少ない．

▶抗不整脈薬

- 抗不整脈薬には，経静脈投与のリドカイン塩酸塩とメキシレチン塩酸塩などの経口薬がある．リドカイン塩酸塩については，非がん性の神経障害性疼痛に対する効果についてはその有効性に関する報告は多い．しかし，経口薬を含め抗不整脈薬のがん性の神経障害性疼痛に対する効果については，いまだ臨床試験において有効性の評価は定まっていない[5]．
- 抗不整脈薬の副作用としては，各薬剤に共通するものとして，ふらつき，しびれ，浮遊感，感覚異常などがある．リドカイン塩酸塩では血中濃度により副作用が異なり，低濃度（3～8μg/mL）ではしびれ，ふらつき，違和感などが現れ，中濃度（8～12μg/mL）では悪心・嘔吐，振戦，血圧・脈拍異常などがみられる．高濃度（12μg/mL以上）では傾眠，混乱，痙攣，意識消失，心機能障害などが現れる．
- メキシレチン塩酸塩の副作用としては，嘔気・嘔吐，振戦，ふらつき，異常感覚などがある．抗不整脈薬の使用にあたっては，心疾患（とくに不整脈や心不全）の既往の有無を確かめ，心機能の評価を

行う必要がある．抗不整脈薬の利点としては，ほかの鎮痛補助薬と異なり眠気がほとんどないことである．
- 抗不整脈薬は，抗うつ薬や抗痙攣薬の効果が不十分な場合や眠気の強い患者に対し，心機能に問題がない場合に使用を検討するべき薬剤である．

NMDA受容体拮抗薬

- NMDA受容体拮抗薬としては，ケタミン塩酸塩のほか，デキストロメトルファン臭化水素酸塩水和物やイフェンプロジル酒石酸塩などがあるが，実際に臨床で使用され，臨床試験で効果が確認されているのはケタミン塩酸塩のみである．ケタミン塩酸塩の副作用としては，眠気，ふらつき，めまいなどとともに，悪夢，混乱などの精神症状がみられる．精神症状に対してはミダゾラムやジアゼパムが有効とされている．ケタミン塩酸塩の投与量は持続静注あるいは持続皮下注の場合，1日量として40〜360mgであるが，中枢神経系の副作用を生じやすく，その治療域はきわめて狭いため，24mg/日程度から投与を開始し，注意深く徐々に鎮痛容量まで増量するほうがよい．ケタミン塩酸塩を経口投与とする場合には，非経口投与より治療効率がよいため，非経口投与量の30〜40％と少量でよいとされている．ケタミン塩酸塩は経口投与すると苦みが強いため，ジュースやシロップで薄めるなどし，1日3回投与とする．経口投与の場合でも少量から開始し，副作用を観察しながら漸増することが大切である[6]．

ステロイド

- ステロイドもがん疼痛に対する鎮痛補助薬としての有効性が認められている．頭蓋内圧亢進に伴う痛み，骨転移に伴う体動時痛，肝転移に伴う肝皮膜進展痛，軟部組織の腫脹に伴う痛み，がんの神経浸潤に伴う痛み，がんの脊髄圧迫による痛みなどに有効とされている．神経根や脊髄に対する神経圧迫症状が画像上も明らかであり，感覚障害を伴う痛みには，予後にかかわらずステロイドが適応となる．またこのような症例においては，放射線療法の適応がないか，専門医にコンサルテーションを行う必要がある[3]．
- 投与法としては，デキサメタゾンあるいはベタメタゾンの1日量16mg程度の高容量から開始し，効果をみながら漸減していき，4〜8mg/日の維持量とする．副作用はグルココルチコイド一般と同様であり，高血糖，易感染性，ムーンフェイスなどよく知られたものである．また，利点としては倦怠感軽減作用，食欲増進作用などがあり，これらの副作用と利点，予後との関係を考えなが

ら投与すべきである．

その他

トラマドール塩酸塩

- トラマドール塩酸塩はμ受容体に中程度の親和性をもつ一方で，下行抑制系に対してセロトニン・ノルアドレナリン再取り込みを阻害することで鎮痛効果を発揮する．弱オピオイドでありながら，SNRI類似の作用をもち，神経障害性疼痛にも有効とされる．投与量は100mg/日より開始し，症状に応じて400mg/日まで増量する．ほかのオピオイドとの併用も可能である[7]．

ビスホスホネート

- 元来は，高カルシウム血症に対して用いられていたが，がんの骨転移に伴う破骨細胞の働きを抑制することにより，骨破壊を抑制することで病的骨折を予防し，さらに疼痛を軽減する作用を有する．すでに疼痛の出現している骨転移患者に対しても疼痛軽減効果がある．すでに使われている鎮痛薬の必要量を軽減する場合もあり，きわめて有用である．また，術後の補助療法として骨転移を抑制する可能性もある．骨転移が出現した段階で，予防的に本剤を使用することは有用であるが，高価であり対費用効果の検討も必要であろう．

ストロンチウム

- 骨転移に対する適応基準は表2に示した通りである．体外照射の適応とならない多発性の骨転移痛が適応となる．鎮痛に関する奏功率は50〜80％であり，効果の発現まで約2週間かかる．問題点としては，費用が高い（自己負担約10万円/月）こと，体外照射と異なり病的骨折予防効果がないこと，放射性同位元素が尿中に排泄されるため，注射後1週間は尿の管理が必要であること，骨髄抑制がみられることなどがあげられる．また，効果持続期間は3〜6

表2 塩化ストロンチウム（メタストロン®）（^{89}Sr）適応基準（文献8より一部改変転載）

以下のすべての基準を満たしていることが必要
・組織学的ないしは細胞学的に固形がんが確認されていること（多発性骨髄腫は適応にはならない） ・骨シンチグラフィにて，多発性骨転移が認められること ・疼痛部位に一致して，骨シンチグラフィでも集積が認められること ・非ステロイド性消炎鎮痛薬（NSAIDs）やオピオイドでは，疼痛コントロールが不十分であること ・外部放射線療法の適応が困難な状況であること 　例：痛みにより治療の体位がとれない，治療が必要な部位が多いなど ・本薬の臨床的利益が得られる生存期間（数カ月）が期待できること ・十分な血液学的機能（白血球3000以上，好中球1500以上，赤血球300万以上，ヘモグロビン9.0以上）を有すること

カ月であり，疼痛の再燃がみられることがある．放射性同位元素を用いるため，施行可能な施設が限られることも問題としてあげられる．

標準的な使用方法のポイント

- がん性の神経障害性疼痛は，帯状疱疹後神経痛や糖尿病性神経障害のように純粋に神経障害性であることはなく，侵害受容性疼痛を含むことが通常である．したがって，がん疼痛に対する治療はまずWHO方式に従い，NSAIDsとオピオイドを投与することが原則である．オピオイドを増量していっても効果が不十分であり，疼痛の性状や画像診断から神経障害性疼痛の併存を認める場合に鎮痛補助薬の併用を考慮する．
- 鎮痛補助薬には非常に多くの種類があり，神経障害性疼痛の診断がついたとしても，どの鎮痛補助薬を用いるか判断に迷うことも少なくない．鎮痛補助薬を用いる判断基準として，はっきり確立されたものはまだないが，いくつかの考え方を示しておく．
- 第1は，Twycrossの提唱している鎮痛補助薬ラダー[9]に基づくものであり，この方法が現在のところ標準的な考え方と思われる．図1に示したように，まずステロイドを用い，無効であれば抗うつ薬あるいは抗痙攣薬を試みる．いずれも効果不十分であれば，抗うつ薬と抗痙攣薬を併用する．そのうえで鎮痛が困難な場合，NMDA受容体拮抗薬(ケタミン塩酸塩)を使用する．それでも鎮痛困難な場合には，脊髄鎮痛法(硬膜外ブロックやクモ膜下ブロックなど)を考慮するとしている．神経障害性疼痛の症例全例にステロイドを用いることには異論もあるため，患者の状態，予後などを考慮しながら選択すべきと思われる．このラダーの中には抗不整

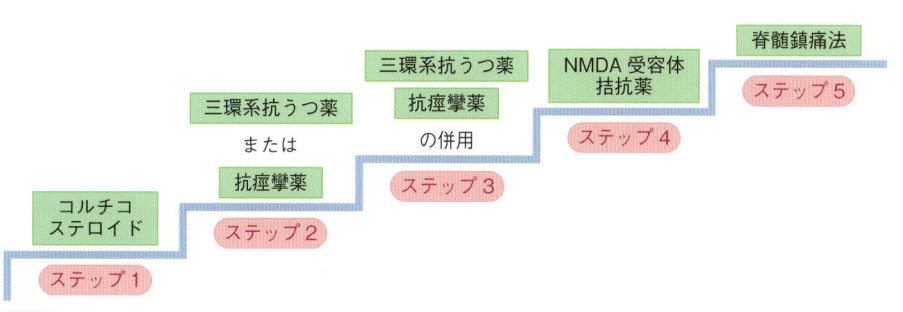

図1 Twycrossの鎮痛補助薬ラダー（文献9より一部改変転載）

表3 鎮痛補助薬の選択（上から順に使用する）（文献10より一部改変転載）

眠気が少ない場合	眠気が強い場合
↓ 抗うつ薬 　抗痙攣薬 　抗不整脈薬 　NMDA受容体拮抗薬	↓ 抗不整脈薬 　抗痙攣薬 　抗うつ薬 　NMDA受容体拮抗薬

ステイロイドは予後と副作用を考慮して使用する

脈薬が含まれていないが，エビデンスレベルが低いことが原因と思われる．この中で使用するとすれば，抗痙攣薬の代用として考えてよい．

- 第2は，林らの提唱する患者の状態に応じた投与法である[10]．表3に示すように，まず，ステロイドは患者の状態や予後を参考に投与するか否かを決める．鎮痛補助薬の選択は患者の眠気が強いか否かによって決定する．眠気の強くない場合には，抗うつ薬，抗痙攣薬，抗不整脈薬，NMDA受容体拮抗薬の順に使用していく．眠気の強い場合には，抗不整脈薬，抗痙攣薬，抗うつ薬，NMDA受容体拮抗薬の順とするというものである．オピオイドによる眠気を苦痛に感じる患者は少なくなく，また鎮痛補助薬には眠気を伴うものが多いため，非常に参考となる考え方である．
- 第3は，経口摂取可能か否かで決める方法であり[3]，実際的である．筆者もほぼこの方法に基づいて神経障害性疼痛の治療を行っている．
- 図2に示すように，経口摂取可能であれば，まずプレガバリンを投与する．タイトレーションを行い，あまり効果がなければ，デュ

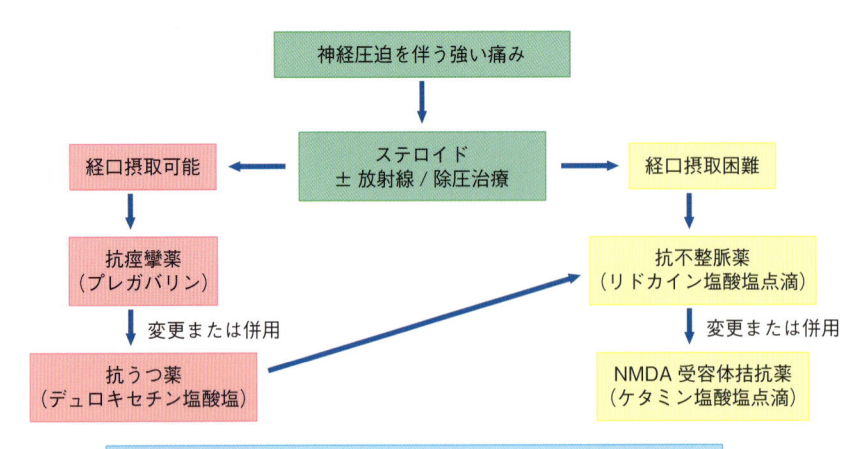

```
            神経圧迫を伴う強い痛み
                    ↓
    経口摂取可能 ← ステロイド → 経口摂取困難
                ± 放射線/除圧治療
         ↓                              ↓
      抗痙攣薬                       抗不整脈薬
     （プレガバリン）  ─────→   （リドカイン塩酸塩点滴）
         ↓ 変更または併用                ↓ 変更または併用
      抗うつ薬                     NMDA受容体拮抗薬
   （デュロキセチン塩酸塩）        （ケタミン塩酸塩点滴）
```

いずれの時点でも、ステロイドと神経ブロックの併用を考慮する

図2 鎮痛補助薬の選択（文献3より一部改変転載）
経口投与の可否で決める

ロキセチン塩酸塩に変更してさらにタイトレーションを行う．プレガバリンで一定の効果があるものの，不十分であればデュロキセチン塩酸塩（サインバルタ®）の併用を考慮する．プレガバリンとサインバルタ®，いずれも無効であれば，リドカイン塩酸塩の点滴を行う．リドカイン塩酸塩の効果が不十分であれば，ケタミン塩酸塩への変更あるいは併用を行う．

- 経口摂取困難であれば，まずリドカイン塩酸塩の点滴を行う．あまり効果がなければ，ケタミン塩酸塩の点滴に変更する．リドカイン塩酸塩で一定の効果はあるが不十分であれば，ケタミン塩酸塩をリドカイン塩酸塩と併用することも可能である．
- ステロイドについては，脊髄への圧迫や麻痺の危険があれば，予後にかかわらず初めから併用するが，そのほかの場合には利点と副作用をよく見極めて投与する．
- 神経ブロックなどの低侵襲の麻酔科的処置に関しては，いずれの時点においても，適応を考慮し，専門医と相談する必要がある．

引用・参考文献

1) de Leon-Casasola O: New developments in the treatment algorithm for peripheral neuropathic pain. Pain Med, 12: S100～108, 2011.
2) 服部政治ほか：オピオイドが効かない痛みとその対策．Modern Physician, 32（1）：101～109, 2012.
3) 井関雅子：神経障害性疼痛に対して，どの鎮痛薬をどう選ぶか？臨床への適応と私の使い方．緩和ケア, 21（Suppl.）：88～90, 2011.
4) 田島つかさ：新しい非オピオイド鎮痛薬・鎮痛補助薬を活用する－リリカ®，強力な助っ人－．緩和ケア, 21（6）：586～589, 2011.
5) 池永昌之：鎮痛薬の鎮痛効果を高める鎮痛補助薬 抗不整脈薬（局所麻酔薬の全身投与）．緩和医療学, 10（2）：138～144, 2008.
6) 余宮きのみほか：鎮痛薬の鎮痛効果を高める鎮痛補助薬 NMDA受容体拮抗薬．緩和医療学, 10（2）：145～152, 2008.
7) Raffa RB, et al.: Opioid and nonopioid components independently contribute to the mechanism of action of tramadol, an (atypical) opioid analgesic. J Pharmacol Exp Ther, 260(1): 275～285, 1992.
8) メタストロン®注 添付文書．日本化薬（株）．2009年9月改訂．
9) Twycross R, et al（武田文和監訳）：トワイクロス先生のがん患者の症状マネジメント 鎮痛補助薬．p61, 医学書院, 2003.
10) 林 章敏：鎮痛補助薬 抗うつ薬．抗不安薬．綜合臨牀, 52（8）：2366, 2003.

CHAPTER 5

薬物療法以外の
がん疼痛治療

Chapter 5 薬物療法以外のがん疼痛治療

01 放射線治療

> **Key Point**
> - 放射線治療は短い治療期間と軽微な有害事象で高率に疼痛緩和が得られる利点を有する．
> - 放射線治療は侵害受容性疼痛だけでなく，神経障害性疼痛に対しても有効である．
> - 放射線により疼痛の軽減を得るうえでは骨転移巣の部位による制限はとくにない．
> - 疼痛緩和目的の放射線治療では，少ない線量，小さな照射野で治療すること，治療期間を短くすること．
> - 責任病巣の局在を明確にして副作用の軽減に努めること．
> - 疼痛再燃時には初回治療と同部位でも再放射線治療が可能である．

- 放射線治療は，全身状態が不良な患者，種々の合併症を有する患者にも適応できる特徴を有し，がん疼痛マネジメントにおいて最も用いられる非薬物療法の1つである．

骨転移による疼痛に対する放射線治療

▶ 放射線治療の有用性

- 骨転移に伴う疼痛の軽減に，放射線治療が有効であることは広く知られている．
- 放射線治療の利点は，短い治療期間と軽微な有害事象，高率に疼痛緩和が得られる点である．
- 放射線治療は侵害受容性疼痛だけでなく，神経障害性疼痛に対しても有効である．
- 骨への加重による体動痛や，神経への浸潤・圧迫に伴う神経障害性疼痛には，オピオイドが比較的効きにくいとされ，これらの痛みには放射線治療の有用性がいっそう高まる．

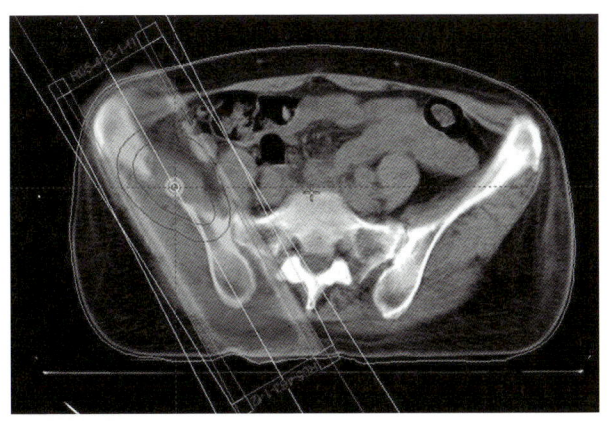

図1 骨転移に対する照射野例
腸骨の骨転移に対し，CTを用いて治療計画を行うことにより，腸管など周囲正常組織への被曝を低減することが可能である．

疼痛緩和目的の放射線治療

特徴

- 原発巣の部位や組織型と疼痛緩和効果の相関は乏しく，おおむね同様の治療効果が得られる．また，ある程度以上の線量を投与すれば，線量と疼痛緩和効果に相関はなくなる．
- これらは，放射線治療における疼痛緩和効果が，「腫瘍縮小に伴う知覚神経の物理的圧迫の解除」よりも「疼痛の原因となる化学伝達物質の産生を阻害すること」によることを示唆する．
- 疼痛の責任病巣[*1]の局在性を明確にし，周囲正常組織をなるべく避けて可能なかぎり小さな照射野にすることで，副作用の軽減に努めることが非常に重要である（図1）．
- 多数の転移巣を有する症例においては，ときに疼痛の責任病巣の同定が困難なことも少なくない．このような症例では，まずは整形外科医や神経内科医などと協力して疼痛の責任病巣の把握に努めることが重要である．

骨転移に伴う疼痛をきたす機序

- 骨転移に伴い疼痛が生じる機序は，腫瘍細胞からプロスタグランジン，TNF-α（腫瘍壊死因子α，tumor necrosis factor），インターロイキン-1，インターロイキン-6，エンドセリンなど各種サイトカイン[*2]が産生され，これらのサイトカインが1次求心性ニューロン[*3]を直接興奮させることが，1つの要因と考えられている．

放射線治療に伴う疼痛緩和の機序

- 放射線治療における疼痛緩和の主たる機序は，いまだ完全には解明されていないが，腫瘍細胞からのサイトカインの産生を阻害することではないかと推測されている．これは代表的な鎮痛薬である

❋1_**責任病巣** がん疼痛の場合は，疼痛の原因となっている病巣を意味する．

❋2_**サイトカイン** 多くの細胞から産生され，また多くの異なる細胞にはたらきかけるタンパク物質．免疫系の調節をするインターフェロンや，細胞増殖抑制などの機能をもつインターロイキンなどがよく知られている．

❋3_**1次求心性ニューロン** 疼痛伝達物質のグルタミン酸などの興奮性アミノ酸などにより，神経信号を反射中枢に伝える．

表1 骨転移に対する疼痛緩和を目的とした放射線治療の一般的な成績

疼痛緩和率	72〜74%
疼痛消失率	28〜30%
放射線治療開始から効果出現までの期間	3〜4週間
放射線治療開始から疼痛増悪までの期間	5〜6カ月

NSAIDs[※4]における疼痛緩和機序と同様である.
- 放射線治療により疼痛緩和を得るうえでは，腫瘍縮小が必ずしも必要ではないことを認識することは非常に重要であり，この点を曖昧にとらえていると，患者に無用な高線量を照射し有害事象の増加や治療期間の延長をまねきかねない.
- 疼痛緩和目的の放射線治療の施行にあたって重要なことは，副作用の軽減をはかるため「少ない線量で」また「小さな照射野で」治療すること，および治療期間を短くすることである.

放射線治療スケジュール

- 現在最もよく用いられている放射線治療スケジュールは，30Gy/10回/2週と8Gy/1回である[※5].
- もし，骨転移巣を制御することを目的として治療するのであれば，通常は最低でも50Gy/25回/5週程度の線量が必要となるが，副作用の増加と治療期間の長期化をもたらすため，疼痛緩和を目的とする場合にはこのような治療スケジュールは選択されない.

放射線治療の成績

- 一般に報告されている骨転移に対する疼痛緩和目的の放射線治療の成績を表1に示す.
- 放射線治療の欠点として，効果が出現するまでに時間を要する点があげられる.
- 全経過を通じていったんは疼痛緩和が得られる率は70〜80%であるが，放射線治療開始から2週間時点での疼痛緩和率は20%，1カ月時点でも40%程度である．効果出現の遅い症例では疼痛軽減まで半年近くを要する.
- 言うまでもなく，疼痛は早急に改善しなければならない症状であり，その意味で効果出現までに長時間を要する放射線治療単独での疼痛緩和戦略はとりにくく，少なくとも放射線治療の効果が出現するまでの期間は，オピオイドなどほかの疼痛緩和法を併用する必要がある.

※4_NSAIDs 非ステロイド性抗炎症薬（nonsteroidal anti-inflammatory drugs）．略語は「エヌセイズ」と読む（CHAPTER 4「2. 非オピオイド鎮痛薬」45〜51ページ参照）．

※5_Gy（グレイ） 吸収線量の単位．1Gyとは1kgの組織に1J（ジュール）のエネルギーを与えるときの吸収線量を意味する．旧単位はrad（ラド）であり，1Gy＝100rad．

広範囲に有痛性骨転移が存在する場合の放射線治療法

- 骨転移は多発しやすい性質をもつ．疼痛の責任病巣が広範囲に存在する場合に，局所療法である外部照射での疼痛緩和には限界があるが，放射性同位元素※6であるストロンチウム89を用いた内照射療法の適応がある．

疼痛の再燃時

- 放射線治療後の疼痛再燃時には再度の放射線治療も有効である．
- 骨転移治療目的以外の放射線治療では，初回治療で周囲の正常組織が耐えうる限度ぎりぎりの線量を投与するため，通常，同部位に再度の放射線治療は行われない．
- しかし，疼痛緩和目的の放射線治療では少ない線量を用いるため，重篤な副作用をきたさずに同部位に再度の放射線治療を施行することが可能である．疼痛再燃後の再放射線治療により，初回治療時と同等の疼痛緩和効果が報告されている．

疼痛緩和以外を目的とした骨転移への放射線治療

- 骨転移に対して放射線治療が行われるのは，疼痛緩和目的の場合だけではない．脊椎への転移に対し，脊髄の圧迫を防ぐ目的で放射線治療を行うことも少なくない．
- 現時点ではエビデンスは乏しいが，病的骨折の予防や生存期間の延長を狙って放射線治療を行うこともある．
- これら異なる目的で実施する放射線治療においては，その方法（線量など）もこれまで述べてきたものと大きく異なることがある．

※6_**放射性同位元素**　ラジオアイソトープ．同位元素のなかで放射線を出す90種類の元素をいう．

〝 原発巣や転移巣による周囲臓器への圧迫・浸潤による疼痛に対する放射線治療 〟

- 肺がんや膵がん，脳転移など種々の疾患において，腫瘍が周囲臓器（神経，内臓，血管など）を圧迫・浸潤して疼痛をきたすことがある．これらの疼痛の軽減にも放射線治療は有用である．
- また脳転移症例では頭蓋内圧の亢進をきたし，頭痛を訴えることが多い．
- 脳転移巣を制御する手段として放射線治療は重要な役割を果たし，脳転移巣の制御により頭痛の軽減も得られる．
- ただし，ほかの疼痛緩和法と比較して相対的に放射線治療の有用性が低いことも多く，適応判断はより慎重にならねばならない．

肺がん

- 肺がん症例において，原発巣が胸壁や肋骨，脊椎，腕神経叢※7な

※7_**腕神経叢**　鎖骨背部の鎖骨下動脈の背面を下行し，腋窩に入る．これが障害されると患側上肢の麻痺や疼痛をきたす．

1. 放射線治療　101

どに直接浸潤して疼痛をきたすことが少なくないが，この疼痛の軽減に放射線治療の有効性が示されている．
- 肺がんの場合は線量と効果との相関は低いとされ，30Gy/10回/2週あるいは17Gy/2回/1週（2回の照射を1週間間隔を空ける）といった治療スケジュールが多く用いられる．

脳転移
- 治療の方法としては，脳全体に照射する全脳照射と，ガンマナイフ*8などを用いて病変部のみを照射する定位放射線治療とがあり，適宜両者を組み合わせて治療が行われる．
- ただし，放射線治療開始直後にはその有害反応で一過性に頭蓋内圧亢進の悪化をきたすことがあり，そのような場合はステロイドの使用などにより対処する．

膵がん
- 膵がんにおいては，腫瘍が腹腔神経叢*9に直接浸潤し，腹部・背部の疼痛をきたすことがある．
- これに対しては，放射線治療での疼痛軽減も期待できるが，膵がんや腹腔内臓器のがんによる腹部・背部痛に対する疼痛緩和法として腹腔神経叢ブロックを第一選択とする意見もある．

> *8_**ガンマナイフ** 病巣に放射線を集中的に照射する方法を定位放射線治療といい，ガンマナイフはその代表的な方法の1つ．201本のガンマ線（放射線）のビームを1点に集中させるため，病巣に正確に照射できる．

> *9_**腹腔神経叢** 胃の後ろの最大の自律神経叢．

放射線治療による副作用

- 治療部位や線量により，生じる副作用はさまざまである．

副作用への対応・予防
- 前述のように，疼痛緩和目的の放射線治療では少ない線量で治療することが可能であり，できるかぎり「少ない線量」「小さい照射野」を用いて副作用を最小限にとどめるよう努力することが重要である．
- 骨転移をはじめとして，がん疼痛全般において放射線治療は有効な疼痛緩和法の1つである．しかし，これは放射線治療がオピオイドや神経ブロックなどの疼痛緩和法よりも優れていることを意味しているものではない．
- 疼痛緩和目的の放射線治療の適応はあくまでほかの疼痛緩和手段も考慮しながら決定されるものであり，放射線治療医のみでは優れた適応判断は困難である．主治医，看護師，緩和ケアチーム，麻酔科医，精神科医など，がん疼痛に携わる多くのスタッフで議論し，症例ごとに最適な疼痛緩和戦略を模索することが重要である．

引用・参考文献

1) 特定非営利活動法人日本緩和医療学会緩和医療ガイドライン作成委員会編：がん疼痛の薬物療法に関するガイドライン2010年版．金原出版, 2010.
2) 松本俊夫ほか編：癌と骨病変．メディカルレビュー社, 2004.
3) Halperin EC, et al: Perez and Brady's Principle and Practice of Radiation Oncology, 5th edition. Lippincott Williams & Wilkins, 2008.
4) 日本放射線専門医会・医会ほか編：放射線治療計画ガイドライン・2008．メディカル教育研究社, 2008.
5) Chow E, et al: Update on the systematic review of palliative radiotherapy trials for bone metastases. Clin Oncol 24(2): 112〜124, 2012

Chapter 5 薬物療法以外のがん疼痛治療

02 神経ブロック

Key Point

- がん疼痛に対する神経ブロックの種類はさまざまであるが，疼痛部位，痛みの性質により選択する．比較的全身状態が良好なうちに施行するのが望ましい．
- 局所麻酔薬では数時間の効果がある．また，神経破壊薬（無水アルコール，フェノールグリセリン）を用いることにより長期間の鎮痛を得ることが可能である．効果が消失しても，患者の状態が良好であれば再度施行することが可能である．
- 神経破壊薬を用いる場合には，局所麻酔薬で鎮痛効果が得られることを確認しておく．
- 神経ブロックにより質の高い鎮痛が得られ，完全除痛されれば鎮痛薬の内服も不要になる．
- 神経ブロックで疼痛軽減が得られた場合，残った痛みはWHO方式がん疼痛治療法で対応する．
- 全身状態が良好でない場合（胸水や腹水の貯留，脱水状態，栄養状態不良など）には，神経ブロックが行えないこともある．
- 神経ブロックの種類により副作用，合併症が異なる．患者には十分に説明し，同意を得ておく必要がある．
- がん疼痛に使用される代表的な神経ブロックの詳細について解説する．

"がん疼痛管理に用いられる神経ブロック"

- がん疼痛管理に用いられる神経ブロックの種類，どのような痛みに用いられるかを**表1**に示した．
- 痛みの部位，痛みの性質（内臓痛か体性痛か）により，施行する神経ブロックを決定する．

表1 がん疼痛に対して施行される代表的な神経ブロック

神経ブロックの種類	適応	代表的副作用
持続硬膜外ブロック	頸部〜仙骨領域までの疼痛．体性痛，内臓痛に対し有効	血圧低下，運動麻痺，感染（膿瘍，髄膜炎），血腫
内臓神経ブロック	上腹部臓器由来の内臓痛（膵臓がん，胆嚢がん，肝臓がんによる疼痛）	血圧低下，下痢，アルコール酩酊
下腸間膜動脈神経叢ブロック	下腸間膜動脈支配領域の内臓痛（中〜左下腹部の疼痛），傍大動脈リンパ節転移による下腹部，腰部痛	血圧低下，アルコール酩酊，下痢，射精障害
上下腹神経叢ブロック	骨盤内臓（直腸，膀胱，子宮）の悪性腫瘍由来の疼痛	血圧低下，アルコール酩酊，膀胱直腸障害
不対神経節ブロック	骨盤腔内への腫瘍浸潤による肛門部，会陰部の疼痛	血腫，穿刺部のアルコール刺激痛，アルコール酩酊
三叉神経ブロック……頭頸部の三叉神経領域の悪性腫瘍による疼痛		
三叉神経節ブロック……顔半分が痛む（眼神経，上顎神経，下顎神経領域）場合		髄膜炎，脳神経障害
上顎神経ブロック………上顎神経領域（上顎）が痛む場合		血腫，視力障害
下顎神経ブロック………下顎神経領域（下顎）が痛む場合		血腫，咬筋障害
クモ膜下フェノールブロック	頸部〜仙骨領域までの体性痛．胸腹部の体性痛がよい適応	膀胱直腸障害，運動麻痺

- 神経破壊薬を用いる場合には，あらかじめ局所麻酔薬による試験的ブロックを行い，鎮痛効果を確認しておくことが重要である．
- 神経破壊薬として無水アルコール，フェノールグリセリンが用いられるが，神経ブロックの種類により選択する．
- 高齢者では抗血小板薬，抗凝固薬などを内服していることも多いと考えられる．このような薬剤を内服している症例では，出血傾向の有無を検索したうえで神経ブロックが可能であるかどうかを決定する．
- 神経ブロックが不可能であれば，WHO方式がん疼痛治療法に従った疼痛コントロールを選択するべきである．

神経ブロックの利点

- 完全除痛されれば，鎮痛薬の内服は不要となる．完全除痛に至らないまでも痛みが軽減していれば，作用の弱い鎮痛薬（NSAIDs（nonsteroidal anti-inflammatory drugs），リン酸コデインなど）や少量の鎮痛薬で除痛可能となる．
- 医療用麻薬を含む各種鎮痛薬による副作用から解放される．
- 鎮痛薬の内服は侵襲のない治療手段ではあるが，1日数回薬を内服

するという行為が発生する．神経ブロックにより痛みから解放されれば，内服するというわずらわしさからも解放される．
- 医療用麻薬をはじめとする薬剤の支払い負担が軽減される（医療費負担の軽減）．
- 神経ブロックの効果が切れてきても，全身状態が良好で，出血傾向，大量の腹水の貯留，ブロック施行のための体位（腹臥位，側臥位など）がとれないなど，施行に支障をきたすような問題がなければ再度施行可能である．

神経ブロックの欠点

- 痛みを伴う処置である．
- 全身状態不良の症例（腹水の貯留が著明な症例，低栄養状態の症例，脱水状態にある症例など），出血傾向を有する症例，穿刺部位の感染を有する症例などには施行不可能である．
- 疼痛部位が限局しておらず広範囲にわたる場合には，適応とならないこともある．
- 患者が神経ブロックを拒否した場合（恐怖感が強い患者，小児など）には，倫理的に不可能である．
- 神経ブロック施行中は腹臥位，側臥位などの体位を保持しなければならない．体位の保持ができない場合には施行が難しいこともある．
- 神経ブロックのトレーニングを受けた専門医が不在の場合には不可能である．
- 鎮痛効果に限りがある（神経破壊薬を用いても6カ月前後）．
- 神経ブロックによる合併症が起こりうる．
- 感染の可能性がある．

代表的な各種神経ブロックについて

持続硬膜外ブロック（図1）

持続硬膜外ブロックについての一般的事項
- 硬膜外腔にカテーテルを挿入し局所麻酔薬，オピオイドを持続的に注入することにより鎮痛を得る．リザーバを皮下に植え込んでカテーテルと接続することも可能である．

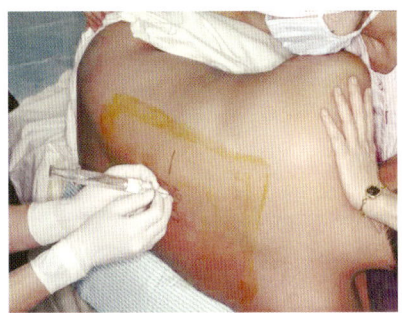

A：硬膜外穿刺針の刺入　　B：硬膜外カテーテルの挿入　　C：硬膜外カテーテルの固定

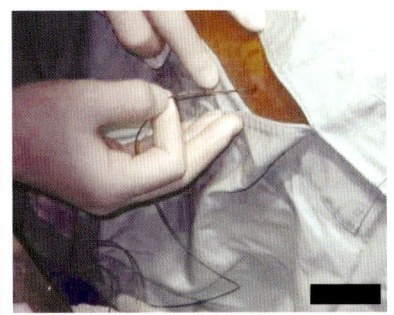

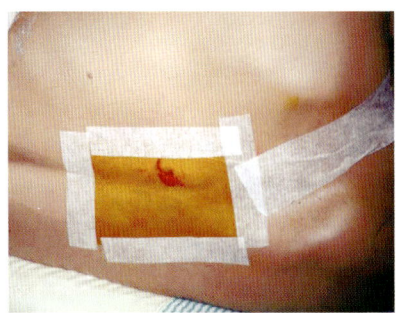

図1 持続硬膜外ブロック

- 持続注入器の接続により持続的な鎮痛が，PCA装置装着によりリアルタイムでの鎮痛が可能となる[※1]．
- 内臓痛，体性痛[※2]の両方に有効である．
- 痛む部位，遮断する神経により穿刺部位を決定する．
- 硬膜外膿瘍を含む感染症を予防するため，抗生物質の内服を行う必要が生じることもある．とくに免疫能が低下しているがん患者では，注意が必要である．
- 脊髄，椎体にがんの転移が認められる場合には，ブロックにより神経麻痺をきたす可能性があるため，施行を控えるべきである．

持続硬膜外ブロック施行後の患者の看護について

- 局所麻酔薬を用いた持続硬膜外ブロックでは，血圧低下に注意する．とくにPCA装置使用後の歩行時には注意が必要である．
- 腰部にカテーテルが挿入されている場合には，下肢筋力の低下による歩行障害が出現することがある．ベッドから立ち上がるときには介助が必要となる可能性もあることに注意し，患者にはその旨を説明しておくべきである．
- 硬膜外膿瘍，髄膜炎を起こす可能性もある．発熱，腰背部痛，頭痛，運動神経麻痺などの症状に注意する．
- カテーテル挿入後の消毒薬は0.5％クロルヘキシジン，80％エタノールが優れている[1]．またバイオパッチ[※3]も有用である[2]．
- カテーテル刺入部からの浸出液の性状，穿刺部位皮膚周囲の発赤，腫脹の有無などの皮膚の感染兆候にも注意する．
- カテーテルの屈曲，自然抜去，薬液注入口からの脱落などにより注入が不可能となった場合には，麻酔科医，ペインクリニック科医の指示を仰ぐ．
- 持続注入器が正しくセットされているかを，医師と看護師でダブルチェックする[※4]．

✿1_**持続注入器，PCA装置**　持続注入器にはディスポーザブル製品，コンピューター内蔵の製品がある．PCAとは患者自己調整鎮痛（patient-controlled analgesia）のことで，この機能をもつ装置をつけることにより，痛むときに患者が自分でボタンを押すことで一定量の鎮痛薬が注入される．

✿2_**内臓痛，体性痛**　内臓痛は鈍くて局在がはっきりしない（漠然とした）痛みで，体性痛は鋭くて局在が明らかな痛み．

✿3_**バイオパッチ**　グルコン酸クロルヘキシジン含有の被覆材．バイオパッチの使用により皮膚からの細菌検出率を低下させることができる．

✿4_**PCA装置使用時**　取り扱い法に関する不十分な知識により適切な注入が行われず，2日分の薬液が1日で注入されるようなアクシデントも起こりうる．

A：X線透視下による刺入部位の決定　B：ブロックの開始

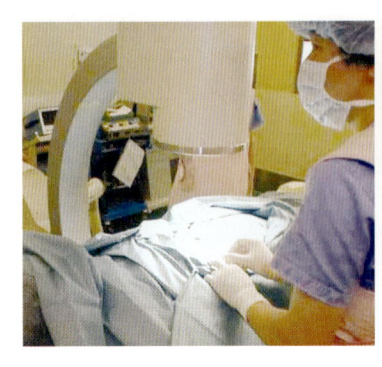

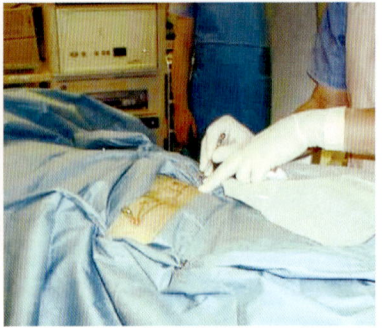

C：穿刺針の刺入終了（左右から穿刺針が刺入されている）　D：穿刺針からの造影所見

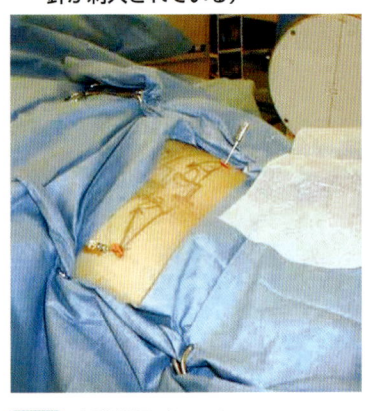

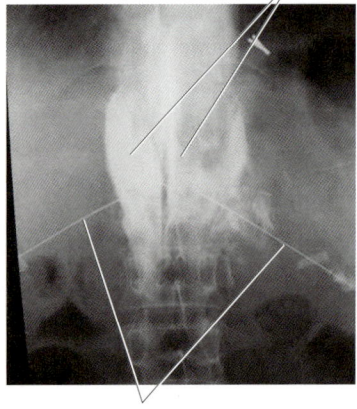

造影剤

穿刺針

図2 内臓神経ブロック

- ふらつき，運動神経麻痺がなければ日常生活は制限しないが，入浴は感染予防のため差し控える．
- 医療用麻薬（モルヒネ塩酸塩，フェンタニルクエン酸塩）を硬膜外腔に投与している場合には，眠気，吐き気，呼吸抑制，尿閉，便秘，全身の掻痒感などの副作用が起こりうるので，その発現に注意する．

内臓神経ブロック（腹腔神経叢ブロック）（図2）

内臓神経ブロックに関する一般的事項

- 上腹部内臓（膵臓，胆囊，肝臓など）に由来する痛みが適応となる．腫瘍の腹壁浸潤による肋間神経痛（体性痛）には効果は期待できない[*5]．
- 胸部硬膜外ブロック，局所麻酔薬による内臓神経ブロックにより鎮痛が得られることが，神経破壊薬（無水アルコール）による同ブロックを行うための条件である．
- ブロックは腹臥位で行う．腰椎の前弯を消失させて椎間を開くため，腹部の下には枕を挿入する．

*5_内臓痛と体性痛の鑑別　鑑別するには，皮膚の感覚障害の有無をチェックする．内臓痛のみであれば腹部の皮膚の感覚障害はないが，体性痛であればその領域の感覚障害（感覚鈍麻，痛覚過敏など）が認められることが多い．

- 腹部の腫瘤，腹水のため腹臥位が困難な場合には，肘膝位で行うことも可能である．
- ブロックはX線透視下またはCTガイド下に行う．穿刺針の位置を確認し，造影により薬液の広がりを確認する．
- ブロック中は，心電図，血圧，動脈血酸素飽和度などをモニタリングする．

内臓神経ブロック施行後の患者の看護について

- 交感神経遮断による血圧低下，腸管運動の亢進による下痢が起こりうる．
- 起立時に血圧が低下する可能性があるため，歩行時には注意する．下痢は約2週間で治まるので経過観察とする．
- ブロック終了後（朝施行の場合）は夕方までベッド上安静とし，夕方よりトイレ歩行のみ可とする．翌日より制限はなし．
- 血圧低下による立ちくらみ，ふらつき，めまいなどがある場合には昇圧薬の内服を開始する場合もある．
- このブロックでとれる痛みの性質は「鈍い痛み（内臓痛の特徴）」である．もしも鋭い痛みが残存している場合には，体性痛の可能性がある．
- 内臓神経ブロック後に残っている痛みには，医療用麻薬の内服を開始する可能性がある．この痛みが体性痛であれば，クモ膜下フェノールブロックの適応となる．

上下腹神経叢ブロック（図3）

上下腹神経叢ブロックに関する一般的事項

- 骨盤内臓器（直腸，膀胱，子宮）由来の痛みに有用なブロックである．
- 腹臥位で行うのが一般的である．
- X線透視下に行う．
- 傍脊椎法，経椎間板法がある．
- 仙骨硬膜外ブロック，局所麻酔薬（5〜8mL）による上下腹神経叢ブロックにより鎮痛が得られることを確認する．神経破壊薬（無水アルコール）は5〜8mL使用する．

下腹神経叢ブロック施行後の患者の看護について

- 交感神経遮断による血圧低下，腸管運動の亢進による下痢が起こりうる．
- 起立時に血圧が低下する可能性があるため，歩行時には注意する．下痢は約2週間で治まるので経過観察とする．
- ブロック終了後（朝施行の場合）は夕方までベッド上安静とし，夕方よりトイレ歩行のみ可とする．翌日より制限はなし．

図3 上下腹神経叢ブロックの透視所見（経椎間板法）
A：正面像：穿刺針先端はL5-S1椎間正中に位置している．
B：側面像：針先端は椎間板を通過し，椎体前面より前に達している．
C：正面での造影所見．造影剤は椎体に一致して左右に広がっている．
D：側面での造影所見．造影剤はL5-S1椎体前縁を覆うように広がっている．
L5：第5腰椎，S1：第1仙椎

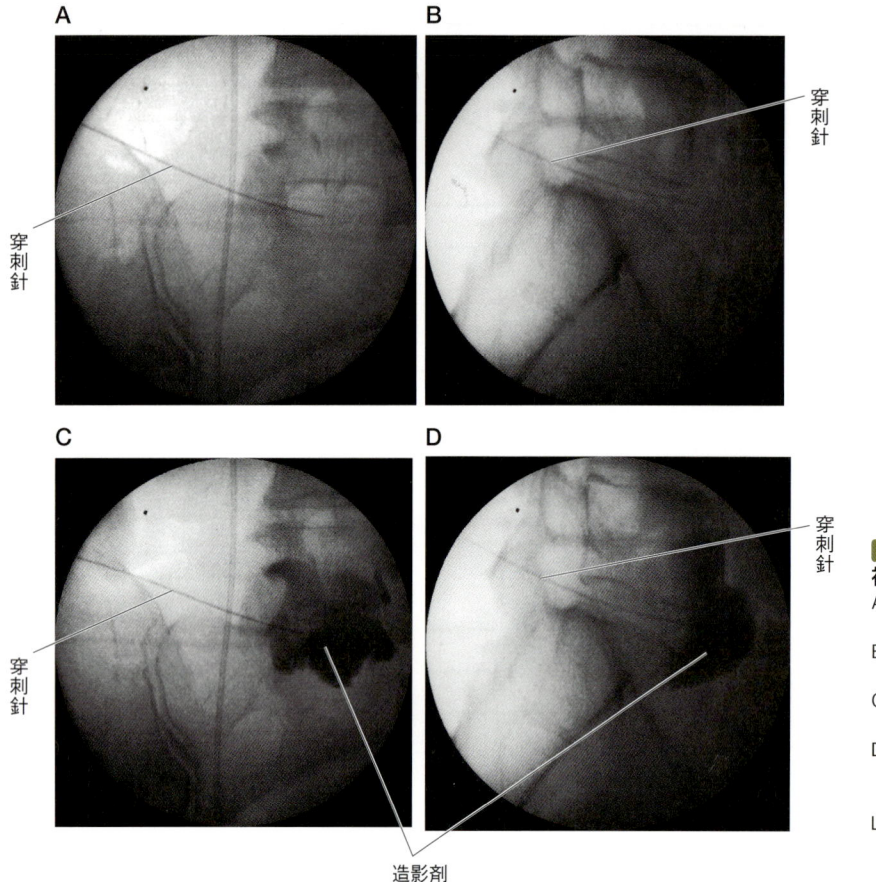

- 合併症として感染（とくに経椎間板法の場合には椎間板炎），腸管穿刺，神経損傷，排尿障害，射精障害などが起こりうる．

クモ膜下フェノールブロック（図4）

クモ膜下フェノールブロックに関する一般的事項

- クモ膜下腔にフェノールグリセリンを注入し，脊髄後根を通る末梢からの知覚神経線維を遮断する※6（図5）．
- 頸部〜四肢までの体性痛に有効なブロックであるが，運動神経遮断による運動麻痺の可能性を考慮すると，体幹部の痛みがよい適応となる．
- 遮断した神経支配領域の皮膚の感覚脱失が起こる．

クモ膜下フェノールブロック後の患者の看護について

- ブロック施行後2時間は，患側を下にした状態でベッド上安静とする．それ以後は仰臥位で安静とする（トイレ歩行のみ許可）．翌日からは制限なし．
- 患者は遮断した領域の皮膚のしびれを訴える．また，感覚障害が改善するとともに疼痛も再発してくる．
- 下肢の疼痛に対してクモ膜下フェノールブロックを行った場合に

※6_知覚神経線維の遮断　脊髄前根には運動神経線維が，脊髄後根には知覚神経線維が走行している．したがって，運動神経に影響を与えずに知覚神経線維のみを遮断する場合は，神経破壊薬を後根にのみ作用するような体位をとる必要がある．

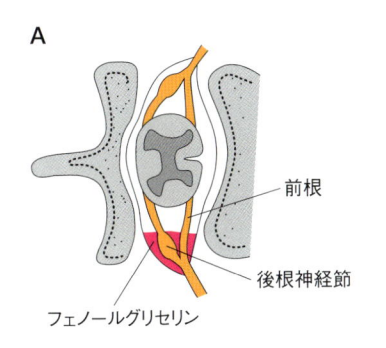

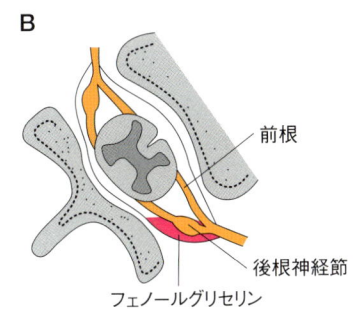

図4 クモ膜下フェノールブロックの理論
A：通常の側臥位ではフェノールグリセリンが前根にまでしみ込み，運動神経遮断も起こす．
B：体位を側臥位から約45°後方に傾斜させるとフェノールグリセリンが前根に作用することを防げる．

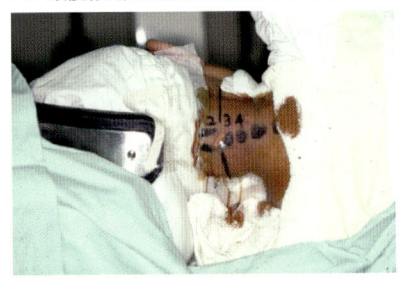

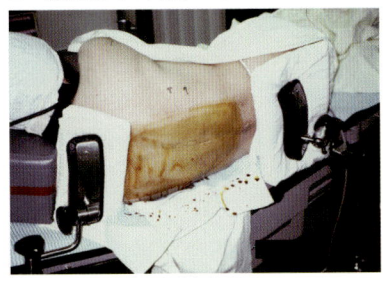

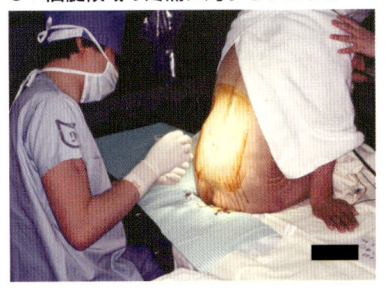

A：頸髄領域の疼痛に対するブロック　　B：胸髄領域の疼痛に対するブロック　　C：仙髄領域の疼痛に対するブロック

図5 クモ膜下フェノールブロックの実際

は，歩行障害が出現する可能性がある．
- 肛門，外陰部の疼痛に対しては仙骨領域のクモ膜下フェノールブロックを行うが，排尿障害，排便障害が出現する可能性がある．人工肛門が造設され，導尿されていることが望ましい．

三叉神経ブロック

三叉神経ブロックに関する一般的事項
- 正常な解剖学的構造を基に，針の刺入部位，刺入方向が決定されるので，根治手術により顔面の解剖学的構造が失われている場合には，不可能な場合もある．
- X線透視下に行う（図6）．
- 試験的に局所麻酔薬によるブロックを行い，完全に痛みが消失することを確認した後，神経破壊薬（無水アルコール）によるブロック，高周波熱凝固を行う．
- ブロックが成功すると，その領域の完全な知覚脱失が起こる[7]．
- ブロックの効果が切れてくると，再び疼痛が出現する．

三叉神経ブロック施行後の患者の看護について
- 下顎神経ブロックを行った場合，噛む力が弱まる可能性がある．
- 三叉神経節ブロック後の安静度はほかのブロックに準ずる．
- 上顎神経ブロック，下顎神経ブロック後の場合は，とくにふらつき，

✿7_知覚脱失 無水アルコールによる神経ブロックを行うとその領域の完全知覚脱失が起こるが，高周波熱凝固を行った場合には，皮膚感覚をある程度温存した状態（感覚低下）で除痛が得られる．

2. 神経ブロック　111

A：針の刺入完了（正面から）　B：針の刺入完了（側面から）　C：穿刺針の刺入完了時の頭部単純X線像

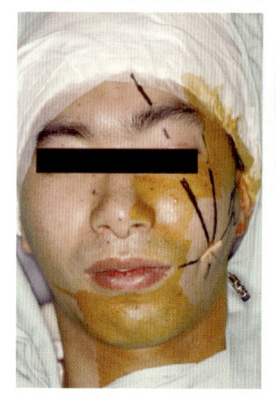

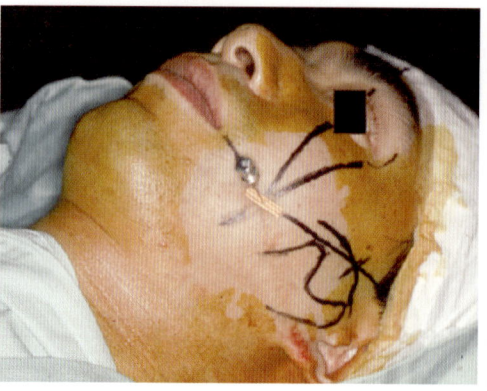

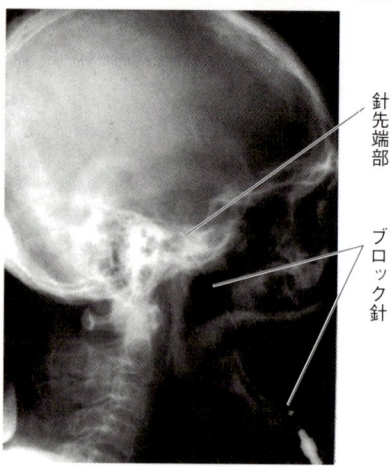

針先端部
ブロック針

図6 三叉神経節ブロック

めまいなどがなければベッド上で安静の必要はない．

● その他の神経ブロックについて
- 下腸間膜動脈神経叢ブロック，不対神経節ブロックなども，神経破壊薬として無水アルコールが用いられる．
- X線透視下またはCT下に針の位置を確認し，造影剤により薬液の流れを確認する．
- 看護上の注意点は，内臓神経ブロック，上下腹神経叢ブロックに準ずる．

引用・参考文献
1) 櫻木忠和：持続硬膜外ブロックによる細菌感染と皮膚消毒．ペインクリニック，13（4）：553〜557，1992．
2) 安川昌子ほか：硬膜外カテーテル留置の際のクロルヘキシジン含有バイオパッチとポビドンヨードゲルの細菌学的検討．ペインクリニック，19（2）：224〜227，1998．

Chapter 5 薬物療法以外のがん疼痛治療

03 補完代替療法

Key Point

- 音楽療法，アロマテラピー，鍼などさまざまな補完代替療法（complementary and alternative medicine：CAM）を取り入れる患者は多い．
- 質の高い研究はきわめて乏しく，疼痛治療目的として積極的には勧められないが，患者の希望を支える選択肢にはなりうる．
- 「安心できる材料」として，鎮痛効果を高める可能性はある（下行抑制系の増強）．

" 補完代替療法の効果 "

- 補完代替療法（complementary and alternative medicine：CAM）を利用しているがん患者は多く，米国では痛みのある緩和ケア利用者の33％がなんらかのCAMを利用しているとの報告もある[1]が，有効性が評価できる質の高い研究はきわめて乏しい．
- CAMとcancer pain（がん疼痛）でMEDLINEの検索を行うと，わずか10件の論文が見つかるだけである（2012年7月現在）．
- CAMの痛みへの効果ついては以下のような報告がある．
- 鍼のほかに音楽，ハーブ，マッサージなどを用いて短期的な鎮痛の効果を認めた報告がある一方，マッサージ，音楽には効果がなかったとする報告などもある．催眠・イメージ，サポートグループ，鍼やマッサージなどには効果がある可能性はある[2]．
- 鍼，経皮的電気神経刺激法（transcutaneous electrical nerve stimulation：TENS），ハーブ，磁気，栄養補助食品，イメージ・スピリチュアルヒーリングなどには有力な証拠はなかった[3]．
- 腰痛に効果がある可能性があるが，短期間のデータしかない[4]．
- TENSはプラセボと効果に差がなかった[5]．
- また，（NPO）日本緩和医療学会ではCAMについて，根拠をガイ

表1　補完代替療法（CAM）の根拠（文献6より一部改変転載）

	疼痛	QOL	その他
サメ軟骨	データなし	改善なし	
アガリクス		十分な根拠なし	
プロポリス		データなし	
キチン・キトサン	データなし	データなし	
アロマテラピー			身体的・心理的症状の改善
マッサージ	有意差なし	有意差なし	
ホメオパシー	十分な根拠なし	十分な根拠なし	
リラクゼーション		十分な根拠なし	
音楽療法		エビデンスレベルが十分ではない	
鍼療法	ランダム化試験では差がなかったため，十分な根拠にならない		
免疫療法		データなし，または十分な根拠なし	

ドラインに示している（表1）．
- 説得力のある証拠がないため，がん疼痛治療に積極的に利用することは推奨できない．
- 一方で，このような治療が患者や家族の支えになることもよく経験される．
- 利用できる環境があり，患者が望んだ場合には，経済的・医学的な負担が許容範囲であれば，反対せずに容認してもよいであろう．

音楽療法

- 音楽の身体・精神面への効果は古くから言われており，近年ではわが国でも音楽療法※1が体系的に発達しつつある．
- また，緩和ケアにおいても音楽療法士※2の役割が重視されつつある．
- 不安への効果があるとする研究もあり，とくにリラクゼーション※3としての利用は広く行われている．
- ①気を紛らわす，②リラクゼーション，③痛みを覆い隠す，④情報の伝達手段（わかりやすい説明で不安を紛らわすなど），⑤快感を与える環境，という理由で，音楽療法には疼痛緩和効果もあるとされている．
- とくに，不安軽減などの効果から，下行抑制系（10ページ参照）を介して，鎮痛効果を増強する可能性がある．ただし，これらの効果は音楽療法中など短期のみにとどまるようである．
- 鎮痛おいてのみならず，音楽療法はさまざまな効果があるとされて

❁ **1_ 音楽療法**　J.Alvinによると音楽療法とは，音楽のもつ心理的，生理的，社会的な効果を身体的，精神的，情動的失調の軽減や治療，機能の維持，教育に用いる療法である．音楽そのものが目的ではないため，音楽の種類や完成度は関係しない．

❁ **2_ 音楽療法士**　「音楽のもつ生理的・心理的・社会的なはたらきを用いて，心身の障害の回復，機能の維持改善，生活の質の向上，行動の変容などに向けて，音楽を意図的・計画的に使用する」という音楽療法を行う．任意団体である日本音楽療法学会が認定する資格．

❁ **3_ リラクゼーション**　深呼吸法，漸進的筋肉弛緩法，顎の力を抜く方法，穏やかな過去を想起するイメージ法などがある．

表2 芳香成分の分類（文献8より一部改変転載）

成分分類	代表的な精油	腫瘍効能
モノテルペン炭化水素	レモン，グレープフルーツ，オレンジ，ジュニパー，クロハリモミ，ヨーロッパアカマツ	抗細菌，光刺激，皮膚刺激，ステロイドホルモン様作用
セキテルペン炭化水素	カモミール・ジャーマン，ヤロー，タナセタム	抗炎症，抗ウイルス，光アレルギー，体温低下
フェノール[*1]	タイム，オレガノ，サボリー，クローブ，アジョワン	殺菌作用，免疫力向上，皮膚刺激，神経毒性，強壮作用，体温上昇
モノテルペンアルコール	ラベンダー，ペパーミント，プチグレン，ローズウッド，ティートリー，タイム・ツヤノール，マジョラム・スイート	抗細菌，抗感染，抗ウイルス，利尿作用，免疫力上昇
エステル	カモミール・ローマン，クラリセージ，プチグレン，ラベンダー，ウィンターグリーン	鎮痙，鎮静，抗真菌，弱い抗炎症
セキテルペンアルコール	カモミール・ジャーマン，サンダルウッド，ローズ，クラリセージ，ネロリ	抗細菌，抗炎症，光アレルギー，弱い免疫刺激，女性ホルモン様作用
ケトン[*2]	エバーラスティング，セージ，ヒソップ，ペニーロイヤル，ツヨシ，ワームウッド	瘢痕形成促進，粘液溶解作用，神経毒性
ラクトン	ベルガモット，イヌラ，クエラ	光毒性，粘液溶解作用
アルデヒド[*1]	レモングラス，シトロネラ，メリッサ，ユーカリ・シトリオドラ	抗炎症，鎮静，抗真菌
オキサイド	ユーカリ，ラバンサラ，ニアウリ，ローズマリー	粘液排出，免疫刺激
エーテル	バジル，タラゴン，アニシード	全身調整作用，鎮痙

[*1]：原液を肌につけない　　[*2]：妊婦，小児に禁忌

いる．篠田は①容易に人の胸襟を開く（心の扉を開く），②心の内面を吐露させる（内部発散），③人の心を揺さぶる（共感，情動の誘起など），④人と仲良くなれる（とくに同じ感性をもつ人と），⑤身体的苦痛を緩和する，⑥リラックス，安定，発揚，活性化などに効果的に効く，⑦心にも魂にも浸潤する[7]，と述べておりこれらは緩和ケアにおいて重要な側面であり，鎮痛手段としてではなく，QOLの点からも音楽療法は有用であろう．

" アロマテラピー "

- アロマテラピーには香りを楽しむリラクゼーションとしての施用と，精油の薬効を期待するメディカルアロマテラピーとしての施用がある．
- メディカルアロマテラピーとしての精油の効果は，まだ十分に実証されていない．
- 精油はさまざまな化学物質（モノテルペン炭化水素，セキテルペン

- 炭化水素，フェノールなど（表2[8]）からなり，それぞれに効能が異なる．
- 医療従事者がメディカルアロマテラピーとして精油を使用する場合，一定の安全性の保証された承認薬ではないということをふまえる必要がある．
- 「効能」の裏返しとして，副作用が起こる可能性を否定できないため，十分に知識と経験を積んだうえで，患者の同意を得てから行う必要がある（とくにアレルギーの予想される患者や，内服・吸入使用など）．
- アロマテラピーの鎮痛への効果は日常少なからず経験されるが[※4]，精油の薬効としての鎮痛効果は証明されていない．
- 現状では，アロマテラピーの鎮痛効果は，リラクゼーション効果により下行抑制系を賦活することで，疼痛の伝達を減弱していると推察される．
- したがって，効能を考えて特定の精油を使用するより，患者の好みの香りを好みの方法で使用するのがよいと思われる．

[※4] 自験例として，オピオイドレスキュー・ドーズや鎮痛補助薬の効果があまりなかった40歳台男性の痛みが，アロマオイルをしみ込ませたタオルを嗅ぐとたちどころによくなるという例があった．アロマテラピーやCAMに特段の関心がなかった患者であったのが，さらに興味深かった．

鍼

- 鍼は中国において発達した治療で，身体の気の流れが妨げられると症状の原因となり，この流れをもとに戻すことで症状を楽にするという考えである．
- 種々の病態に対して行われており，がんにおいては鎮痛効果や化学療法による副作用軽減（主として嘔気），免疫力向上を期待して，一部の医療機関でもはり師，きゅう師が施術を行っている．
- 有効であるとの報告もあるが，ランダム化試験では有効性がなかったとの報告があり，十分な根拠があるとはいいがたい．

経皮的電気神経刺激法（TENS）

- 低周波治療器として，整形外科やリハビリテーションを中心に広く利用されている．
- 1965年にMelzack RとWall PDが発表したgate control theory[9]をもとに，Wall PDとSweet WHが1967年に慢性痛を緩和することを発見し，TENS[10]を考案した．

- 30年以上にわたって利用されているが，効果についてはしっかりとした臨床試験による裏づけがされていない．

引用・参考文献

1) Corbin LW, et al: The use of complementary and alternative medicine therapies by patients with advanced cancer and pain in a hospice setting: a multicentered, descriptive study. J Palliat Med, 12 (1): 7〜8, 2009.
2) Bardia A, et al: Efficacy of complementary and alternative medicine therapies in relieving cancer pain: a systematic review. J Clin Oncol, 24 (34): 5457〜5464, 2006.
3) Pittler MH, et al: Complementary therapies for neuropathic and neuralgic pain: systematic review. Clin J Pain, 24 (8): 731〜733, 2008.
4) Furlan AD, et al: Acupuncture and dry-needling for low back pain: an updated systematic review within the framework of the cochrane collaboration. Spine, 30 (8): 944〜963, 2005.
5) Robb K, et al: A cochrane systematic review of transcutaneous electrical nerve stimulation for cancer pain. J Pain Symptom Manage, 37(4): 746〜753, 2008.
6) 日本緩和医療学会 緩和医療ガイドライン作成委員会 補完代替医療ガイドライン作業部会ほか：がん補完代替医療ガイドライン 第1版. 2008.
7) 日野原重明ほか（篠田知璋監）：新しい音楽療法 実践現場よりの提言. 音楽之友社, 2001.
8) 川端一水ほか編著：医療従事者のためのアロマセラピーハンドブック. メディカ出版, 1999.
9) Melzack R, Wall PD: Pain mechanisms: a new theory. Science, 150 (3699): 971〜979, 1965.
10) Wall PD, Sweet WH: Temporary abolition of pain in man. Science, 155 (3758): 108〜109, 1967.
11) 髙橋多喜子：補完・代替医療 音楽療法. 金芳堂, 2006.
12) 日本アロマセラピー学会看護研究会編：ナースのためのアロマセラピー. メディカ出版, 2005.
13) Robb K, et al: A cochrane systematic review of transcutaneous electrical nerve stimulation for cancer pain. J Pain Symptom Manage, 37(4): 746〜753, 2008.

CHAPTER 6

がん疼痛ケアの実際

Chapter 6 がん疼痛ケアの実際

01 疼痛ケアの考え方

> **Key Point**
> - がん患者の痛みはトータルペイン（全人的苦痛）であり，身体的な要因のみでなく，精神的・社会的・霊的（スピリチュアル）な要因が関与しており，それらを的確にアセスメントし対処しなければ，痛みは緩和されない．
> - トータルペインを緩和するためには，患者を中心にさまざまな専門職種が連携・協働し，個々の患者の状態やニーズに合った対処を実践する．
> - 看護師は患者のQOL（quality of life）の観点から痛みの初期アセスメントや継続評価を行い，鎮痛薬およびその他の対処法について正しい知識・技術を身につけておく必要がある．

〝 がん疼痛ケアの基本 〟

▶ がん患者の痛みの特徴

- がん患者の3/4が痛みを体験し，1/3の患者には3つ，またはそれ以上の痛みがあるといわれている[1]．
- 痛みはがんの進行とともに出現頻度が高くなり，放置していると緩和が難しくなる傾向にある．ただし，がんの痛みの強さとがんの進行度・悪性度・予後とは一致しない．
- がん疼痛の主な原因は，内臓器官や軟部組織への浸潤・骨転移・神経圧迫などである．しかし，がん患者が訴える痛みがすべてがん病変に起因するとはかぎらない．
- がん疼痛は，持続性の強い痛みであるうえに，自然に軽快することは期待できないことが多く，患者の日常生活や生き方，情緒状態にまで影響を及ぼすことになる．
- 痛みの感じ方には個人差があり，また心理・社会的因子にも影響されるため，他人が一方的に判定することはできない．
- 痛みのある患者の精神面には不安，恐怖，うつ状態，絶望感などが

起こる.

▶ 疼痛ケアの目標
- がん患者は病期にかかわらず，痛みからの解放を必要としている．痛みのケアはがん病変の治療と並行して行う必要がある．
- 疼痛ケアの目標は，患者が満足できるように痛みから解放することである．がん患者の疼痛の多くは鎮痛薬によく反応するといわれており，患者の状態やニーズに応じて個別性のある対処方法を選ぶことが肝要である．

" トータルペインの考え方 "

▶ トータルペイン（total pain）とは
- 身体的側面：痛み，ほかの身体的症状，日常生活動作の支障
- 精神的側面：不安，いらだち，孤独感，恐れ，うつ状態，怒り
- 社会的側面：仕事上の問題，経済上の問題，家庭内の問題，人間関係，遺産相続
- 霊的（スピリチュアル）側面：人生の意味への問い，価値体系の変化，苦しみの意味，罪の意識，死への恐怖，神の存在への追求，死生観に対する悩み

▶ トータルペインの理解
- がん患者の苦痛は，単に身体的な側面だけでなく，精神的・社会的・霊的（スピリチュアル）な側面から構成されている（図1）[2]．
- 患者は全人的に苦悩しつつある人間として存在しているので，がん病変ばかりに目を向けるのではなく，がんとともに生きている個人としてとらえる視点が重要である．
- したがって，がん患者が痛みを訴えた場合，まず身体的な原因をアセスメントするが，それだけでは説明がつかず，精神的・社会的・霊的（スピリチュアル）な要因の関与が考えられる場合は，それらについてていねいにアセスメントする．そこに介入しなければ痛みの訴えは軽減しない．

▶ トータルペインのアセスメント
- 痛みは患者の主観的な体験であり，痛みの認知・評価・反応は個人によって異なる．まず，患者の訴えをまるごと信じることが重要である．
- 痛みのアセスメントは，患者と痛みの状態（どこが，どのように痛いのか，長く続くのかなど），についてよく話し合うことから始まる．

```
St. Luke's International Hospital
Pain Assessment Sheet

記入日_____年_____月_____日
病室番号_____ 患者名_____ 年齢_____
病名_____ 転移_____
痛みの部位_____（図に示す）
痛みの強さ_____／10
痛みの性質（患者の表現で）
_____
痛みの経過（いつから存在するようになったか）
_____
痛みのパターン（持続的か，間欠的か，1日のなかでの変化）
_____
痛みの増強因子（どうするとひどくなるか）
_____
痛みの緩和因子（どうすると楽になるか）
_____
除痛対策（使用中の鎮痛薬，効かなかった薬物など）
_____
鎮痛薬による副作用の有無
_____
痛みによる日常生活への影響
    特になし
    あり→活動の制約，不眠，食欲減退，情緒不安定
          集中力の低下，社会的関係の変化，その他 _____
これまでにあった痛みの経験
_____
除痛に関する患者の希望
_____

                              担当看護師名 _____
                                          （聖路加国際病院）
```

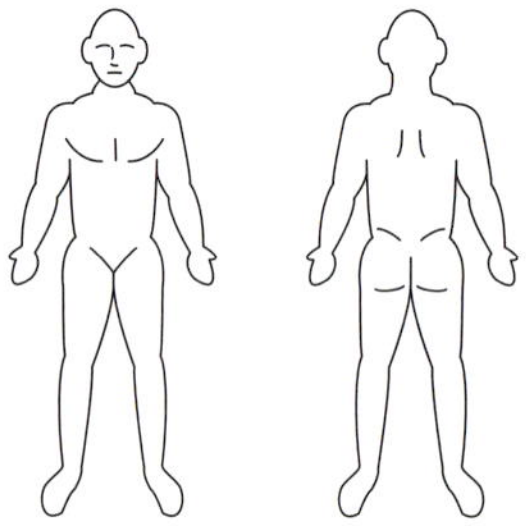

図1 疼痛アセスメントシート

- 痛みの強さを客観的に把握する手段としては，スケールを用いてスコアリングすることが推奨されている．しかし，スケールは個々の患者における痛みの変動を評価するものであり，たとえ病名や原因が同様であったとしても他患者と比較することは無意味である．
- 痛みの原因ががん病変によると考えられないからといって，精神的なものと断定して放置したり，過小評価してはならない．
- 痛みのもつ意味，受け止め方，痛みのマネジメントへの期待は，患者個人の価値観や信念にもよるので，医療者の一方的な判断で対処法を決めるべきではない．
- 痛みの評価は多角的な視点に立ち，患者とともに行うべきである．

表1 痛みの感じ方に影響を与える一般的な因子(文献1より一部改変転載)

痛みの感じ方を増強する因子	痛みの感じ方を軽減する因子
・不快感 ・不眠 ・疲労 ・不安 ・恐怖 ・怒り ・悲しみ ・抑うつ ・倦怠 ・孤独感 ・社会的地位の喪失	・他の症状の緩和 ・睡眠 ・理解 ・人とのふれあい ・創造的な活動 ・緊張感の緩和 ・不安の減退 ・気分の高揚

トータルペインへの対応

身体的苦痛への対処

- がん患者が痛みを訴えたら，まず身体的な要因を考える．
- 第1に，患者が体験している痛みについて系統的にアセスメントする．このとき，疼痛アセスメントシートなどを用いることが望ましい(図1)．
- 第2に，痛みの原因・発生機序や分類を把握する．それによって有効な鎮痛薬や対処法が異なる．
- 第3に，痛みのマネジメントに関する患者の期待を明らかにする．ここでもインフォームド・コンセントは欠かせない．
- 第4に，痛みのマネジメントの効果を患者とともに評価する．

精神的・社会的・霊的(スピリチュアル)苦痛への対処

- 上記のプロセスにおいて，疼痛の原因と痛みの性状や鎮痛薬の効果が一致しない場合は，心理・社会的な要因が関与していると考える．
- したがって，痛みの感じ方を増強する因子を減らし，痛みの感じ方を軽減する因子を強化する対応を実践する．痛みの感じ方を増強する因子と軽減する因子を表1[1]に示す．
- 過度の不安，不眠，いらだち，うつ状態を認める場合は，抗不安薬，睡眠薬，抗うつ薬などが有効となる．
- 精神的サポートとしては，感情表出の促進，積極的傾聴，受容，支持，現実的な保証などがあり，患者が自分の苦痛をわかってもらえたと感じられることが肝要である．
- さらに専門的な対応を要する場合は，精神科医や精神看護を専門とする看護師に相談するとよい．
- 社会的な面で情報的・手段的サポートが不足している場合は，医療ソーシャルワーカー(社会福祉士・臨床心理士を含む)などに相談

- し，心配事や負担の軽減をはかる．
- 霊的（スピリチュアル）な因子は身体的・心理的・社会的因子を包含した人間の「生」の全体像を構成する一因子とみなすことができ，生きている意味や目的についての関心や懸念とかかわっていることが多い[3]．これらもまた痛みの感じ方に影響を与える因子と考えられる．
- 霊的な面での体験を尊重され，それについて話したり，理解されたりすることは多くの場合，患者の心の癒しにつながる[3]．このようなケアにより，患者の不安，緊張，孤独感などが和らげば，痛みの感じ方を軽減することにつながるかもしれない．
- いずれにしても多職種で多角的なアプローチをすることにより，治療・ケアの量・質ともに充実することが期待できる．

専門職種との協働

チームアプローチの必要性
- 痛みを抱えているがん患者は多くの場合，全人的に苦悩しつつある人間として存在しており，総合的な全人的アプローチが要求される．このためには，医療従事者がそれぞれの専門性を生かしたチームを組んで，協力体制を築きながら援助していく必要がある．
- がん患者の痛みの訴えには，身体的な要因だけでなく，精神的・社会的・霊的（スピリチュアル）な要因が複雑に絡み合っている場合が多い．
- 霊的苦痛（スピリチュアルペイン）は，がんを背負って生きる意味や自己の存在価値，苦しみや死への恐怖などにかかわる深いものである．
- このように多様な苦痛・苦悩への対応は，医師・看護師だけで担い切れるものではなく，図2に示すような多職種がチームを組んで，おのおのの専門性を，中核に位置する患者およびその家族に対して直接的・間接的に発揮することが功を奏す．

緩和ケアチームの活動
- 緩和ケアチームは，緩和ケアを専門とする医師，看護師，薬剤師などから構成される．
- がん患者・家族のQOLの維持向上を目的に，依頼に応じて当該部署の主治医や担当看護師などと協働しながら，がんと診断されたときから痛みや，その他の諸症状の緩和に関する専門的な知識や技能

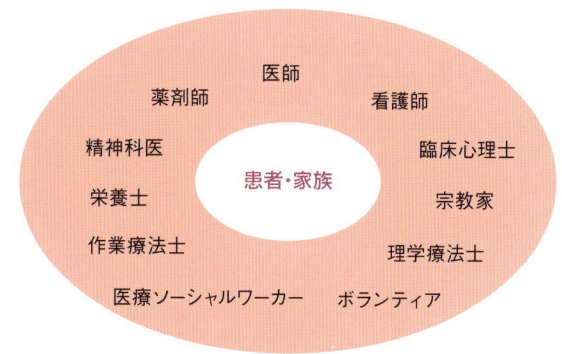

図2 チームアプローチの概念図

(患者・家族を中心に、医師、薬剤師、看護師、精神科医、臨床心理士、栄養士、宗教家、作業療法士、理学療法士、医療ソーシャルワーカー、ボランティア)

表2 緩和ケアチームにおける各職種の主な役割

職種	主な役割
医師	・症状の原因の検索，診断 ・緩和治療に関して他診療科医師や他職種との連携 ・緩和治療についてのインフォームド・コンセントのサポート ・適切な処方の提案
薬剤師	・処方薬歴の把握 ・検査値の把握（肝・腎機能への影響を考察） ・薬物の効果，副作用，相互作用などの把握 ・オピオイド製剤を中心とする服薬指導
看護師	・患者，家族，医療従事者にとっての問題の明確化 ・患者のQOL，トータルペインの観点からの症状アセスメント ・薬物の選択あるいは対処方法の根拠の共有 ・患者，家族，医療従事者に対するケア上のアドバイス ・患者の病状理解や意思決定，セルフケア向上の支援

- を提供する．
- それぞれの職種の主な役割を表2に示す．
- 医師は，身体症状のマネジメントの専門家と精神症状のマネジメントの専門家の両者がいることが望ましい．
- チーム医療の成果をもたらすうえで最も重要なことは，専門職種間および当該部署の主治医や担当看護師などと，問題に関する情報を交換・共有し，対処方法をともに考え，多角的に評価することである．
- 疼痛ケアのめざすところは，鎮痛薬やその他の対処により患者ができるだけ平常に近い生活を送ることである．それには医療従事者各人が患者の痛みに関心を示し，痛いのは仕方ないと諦めずにそれぞれの専門性を集結させることがカギとなる．
- 具体的な方法としては，緩和ケアチームメンバー間での定期的なカンファレンス，当該部署のスタッフたちとのカンファレンス[※1]，協力を依頼する専門診療科や他職種とのカンファレンスなどがある．
- いずれの場合も，参加者が相手の役割や専門性を尊重しながら，それぞれの立場で対等に意見交換を行うことが肝要である．

※1_カンファレンス　担当医師，看護師だけでなく薬剤師，精神科医，精神ケア専門の看護師，理学療法士，医療ソーシャルワーカー，宗教家，ボランティアなど，多職種で構成されていることが望ましい．

看護師による疼痛ケア

疼痛ケアにおける看護師の役割

- 疼痛ケアでは看護師が大きな役割を果たす．情報の提供，患者や家族との対話や指導，入院から在宅におけるケアの継続性の維持などの責務をもっている．
- 看護師は患者と接する機会が多いので，痛みの初期アセスメントや継続評価を行うのに理想的な立場にいる．疼痛緩和が最大限に発揮されるためには，看護師が患者の必要度に応じた鎮痛薬の投与量の調節を医師の指示する範囲内で行える権限をもっていなければならない．
- 近年，オピオイド製剤の種類・剤形が増え，患者の病状や生活動作に合わせた選択が可能になってきている．オピオイド製剤，とくにモルヒネに対する誤解は根強く，服薬に抵抗を示す患者や家族も少なくない．投与にあたる看護師がオピオイドの特性や安全性について正しい知識を身につけることが肝要である．
- オピオイド製剤は鎮痛薬として適正使用する限り，中毒になったり，止められなくなったり，錯乱したり，意識が朦朧としたり，死期を早めるようなことはないこと，むしろ疼痛をがまんすることのほうが身体を疲弊させたり疼痛閾値[※2]を下げてしまうこと，オピオイドの副作用についてはいずれも対処が可能なことを，看護師が自信をもって説明できる必要がある．
- さらに，痛みをがまんさせることがないよう疾病の初期段階から系統的にアセスメントし，痛みの徴候を早期にとらえることも大切な役割である．

疼痛ケアに役立つ看護技術

マッサージ

- 筋肉の攣縮を抑え，毛細血管の血流を改善することで代謝産物の蓄積を抑えるため，痛みの悪循環を断ち切ることができると考えられている[4]．ただし，異常感覚を伴う神経障害性疼痛を有する患者には避けたほうがよい．

加温

- 温罨法・温湿布・入浴・足浴などは，局所の血行を促進させることで組織の栄養状態の改善，発痛物質の排泄を促進すると考えられているが，絶対的なものではない[4]．

※2_疼痛閾値　痛みを感じる最小の刺激の大きさを意味し，さまざまな要因によって影響を受ける（表1）．

- 患者の痛みを軽減させ，心地よさにつながる場合は行うとよい．

気分転換（注意転換法）
- 聴覚・視覚・触覚など，痛覚以外に意識を集中させることにより，痛みの感覚から自己を遮断する方法である[4]．
- 痛みについて頻繁に問うことで必要以上に痛みにとらわれないよう，むしろ解放する機会をつくることも大切である．

リラクセーション
- 深呼吸法・漸進的筋肉弛緩法❋3・イメージ法❋4 などは，副交感神経を優位にさせ，緊張を和らげる効果が期待できる．
- 痛みへの恐怖心が強い患者に試してみるとよい．

ポジショニング
- じょうずな体動補助と安楽な体位の工夫は，痛みのある患者にとって重要なケアである．
- 体動時痛が顕著だと体位変換に消極的となり悪循環に陥りやすい．疼痛の部位・性状・増強因子を把握し，患者の痛みの助長を最小限にする．
- 体動前にレスキューとしての鎮痛薬を使用したり，複数の看護師で力を合わせ患者の身体に負荷を与えないように工夫するとよい．また，良肢位に加え，患者にとって安楽な体位を知っておく．

❋3_**漸進的筋肉弛緩法** 右手→右足→左足→左手へと順に意識を集中させ，各部分ごとに脱力をはかる．腹式呼吸やイメージ法と組み合わせて行うとよい．

❋4_**イメージ法** 想像力を利用して身体的・情緒的・霊的な側面にはたらきかけ，心身の安寧の回復をはかる．

地域・在宅との連携

- 痛みのマネジメントは入院中だけでなく，外来や在宅においても継続される．患者の療養の場に合わせて，専門病院あるいは専門スタッフ（地域のかかりつけ医や訪問看護師）と患者・家族との密な連携が欠かせない．
- がん対策基本法（法律第98号，2007年4月施行）により，治療の初期段階から緩和ケアの実施が提唱されるようになった．現在では，痛みなどの症状緩和に専門的に取り組む場はホスピス・緩和ケア病棟のみでなく，緩和ケア外来やペインクリニック，緩和ケアを専門とする地域のクリニック（往診医）も存在する．
- いずれにしても，患者およびその家族や介護者によってセルフケアがなされるように支持・教育することが重要である．
- そのためには，疼痛マネジメントに関する共通のマニュアル，チェックリストやフローシート，説明書を用いることが望ましい．また，地域連携パスなどの開発が期待される．

退院支援・調整の具体的な方法

- 在宅療養の可能性が考えられる場合は早期に支援の必要性についてアセスメントし，退院後にかかわる医療従事者を含めてカンファレンスを開催し，情報を共有する．
- 在宅での鎮痛対策においては安全・確実に実施可能な方法を検討し，パンフレットを用いて十分な説明を行う．
- 患者の全体像，問題点，予測される事態と対応策などを所定の用紙に要約し，関連部署に伝達する．
- 退院後に起こりうる状況とその際の対処法，連絡先を文書にして患者・家族に手渡す．
- 患者にも，自分の医療情報（使用中の鎮痛薬を含む），治療・ケアに関する希望，体調や痛みの変化などを記録しておくように指導する．「わたしのカルテ」や「痛み日記」などの利用を勧めるとよい．
- 在宅で利用できる社会資源に関しては，ソーシャルワーカーに相談することを勧める．介護保険によるサービスは，末期がんであれば40歳から受けることができる．また，病状によっては身体障害者手帳を取得し，自立支援を目的としたサービスを受けることもできる．
- 在宅で麻薬製剤を使用する場合や，持続注入器を用いて持続注射を行う場合は，管理方法，疼痛増強時の対応，副作用対策などを患者や家族に十分指導することが重要である．これらの適切な実施により診療報酬を算定することができる．

引用・参考文献

1) Twycross R, et al（武田文和監訳）：トワイクロス先生のがん患者の症状マネジメント．p.18～19．医学書院，2003．
2) 恒藤 暁：最新緩和医療学．p.6～7．最新医学社，1999．
3) 世界保健機関編（武田文和訳）：がんの痛みからの解放とパリアティブ・ケア－がん患者の生命へのよき支援のために－．金原出版，1993．
4) 高橋美賀子ほか編著：がん患者のペインマネジメント 新版．p.72～80．日本看護協会出版会，2007．
5) 世界保健機関編（武田文和訳）：がんの痛みからの解放 第2版．金原出版，1996．
6) 武田文和：がんの痛みの鎮痛薬治療マニュアル－すべてのがん患者の痛みからの解放のために－．金原出版，1994．
7) 日本緩和医療学会緩和ケアチーム検討委員会：緩和ケアチーム活動の手引き＝Manual on Palliative Care Team．日本緩和医療学会，2007．

Chapter 6 がん疼痛ケアの実際

02 患者・家族の指導と援助

Key Point

- 痛みは主観的なものであり，患者自身が積極的に疼痛マネジメントに参加できることが重要である．
- 痛みをがまんする必要のないことを患者に伝える．
- 疼痛緩和の必要性について，患者がよく理解できるように繰り返し説明する．
- オピオイドに関する誤解を払拭するように，正しい情報を書面を用いて提供する．
- 鎮痛薬の服用法，副作用，自己管理について十分説明する．
- 家族の協力も大切であり，疼痛，オピオイド使用などについて家族への指導も患者と同様に，ていねいに行う．

患者・家族への指導の重要性

- 痛みは患者自身にしかわからない主観的なものであり，患者の協力が不可欠である．患者が積極的に疼痛マネジメントに参加できるように促していくことが大切である．
- 患者を介護する家族が患者に及ぼす影響は多大であり，また進行がんで認知力の低下が急速に進む場合があることも念頭におくと，家族の協力も重要である．家族への指導も患者同様に行うことが望ましい．
- とくに在宅患者では，患者・家族が鎮痛薬を適切に使用し，副作用管理を行うことで初めて効果的な疼痛マネジメントが行われる．
- セルフケア能力を高めるためには，情報提供と自己効力感（self-efficacy）※1 を高めることが重要である．十分かつわかりやすい情報提供と，達成（制御）体験などを繰り返し積み重ねていく．

※1_ **自己効力感** 自分に対する信頼感や有能感のこと．がん患者では，身体が自分の思うようにならないと感じることが多いため，自己効力感や自己コントロールできる感覚を高めることが大切なケアとなる．

痛みに関する情報提供

◯ 情報提供

- 患者があとで確認できるように，できるだけパンフレットなどを用いて行う．図1に，聖路加国際病院で使用している痛みに関するパンフレット『痛みをとって快適に過ごすために』を紹介する．

◯ 痛みを早期に取り除くことの重要性

- ときに，よい患者であろうとして痛みを訴えることを遠慮する患者や，「これくらいがまんできるから」と痛みを訴えずにがまんする患者がいるが，痛みは患者自身にしかわからないため，痛みを訴えることを躊躇せず，積極的に痛みを訴えてよいことを伝える．
- 痛みをがまんすることの弊害を説明し，積極的にレスキュー・ドーズを使用して疼痛緩和をはかっていくことの重要性を強調する．
- 痛みをがまんすることの弊害は，精神的にも身体的にもストレスとなり，かえって身体にとって負担となることである．痛みをがまんしていると脊髄レベルで痛みの感作が起こり，痛みの刺激自体がなくなっても痛みが続いてしまう現象が起きるため，むしろ早め早めに鎮痛薬を使用したほうが身体にとってよい．また，痛みをがまんしていることで，不眠や食欲低下をまねくことで体力が低下してしまう．身体にとってストレスになることは，免疫力も低下させると考えられる．

◯ オピオイドに関する正しい情報

- オピオイドに関する正しい情報を十分かつわかりやすく提供する．「麻薬を始めたらやめられない」「死期が早まるのではないか」「意識が朦朧とするのではないか」などの誤解をしていることが多いため，単に「医療用麻薬なので安全」というだけでなく，具体的に説明を行い，安心して使えるようにする．
- オピオイドに対する抵抗感を強くもっている場合には，誤解している点を個々に明らかにし，それに合わせた説明を行い，認識を修正することが重要である．また，病気に対する思い（病気を認めたくない思い）が麻薬に対する抵抗感につながっていることもあるため，十分に念頭においてかかわる必要がある（137ページ参照）．
- 痛みがとれてくると，逆にオピオイドを使いすぎているのではないか，という不安をもつ患者がときにいるが，オピオイドの適量は薬の絶対量ではなく，痛みがとれ眠気が気にならない量であることを伝えると，安心することが多い．

痛みをとって快適に過ごすために

＜はじめに＞

痛みは手術や外傷，腫瘍などが原因で起こる症状ですが，ほとんどの場合取り除くことができます．このパンフレットは，とくに腫瘍による痛みのある方やそのご家族に痛みについて正しく知っていただき，より快適に生活をしていただくためのものです．

＜痛みをやわらげること＞

Q1 痛みはがまんしないほうがいいのですか？

A. 痛みをがまんすることは身体にとってストレスになり，かえって体力を消耗します．適切な方法で痛みをとることで，睡眠や食事を十分にとることができ，活動的な生活ができるようになるでしょう．また，痛みを長いあいだがまんしていると徐々に痛みが悪化し，余計に多くの鎮痛薬が必要になるともいわれています．がまんせず早いうちに鎮痛薬を飲みはじめましょう．

Q2 痛みをとったら病気の進行がわからなくなったり，治療に影響しませんか？

A. 痛みを取り除いてもレントゲンなどの結果から病気の状態は正確に判断できますのでご心配いりません．むしろ検査を受けるときに，痛みがあって同じ姿勢を保つことができないと支障が出ますので，できればあらかじめ鎮痛薬を使用してから検査を受けたほうがよいでしょう．

また，痛みの緩和をしながら病気の治療を行いますので，治療への影響はありません．痛みがあると体力を消耗し，かえって治療に耐えるだけの余力がなくなってしまいます．痛みをとって治療や生活にエネルギーを注ぎましょう．

＜モルヒネに関する疑問・質問＞

モルヒネは痛みを緩和するために最も多く使われる薬です．昔はこわい薬と思われていましたが，現在では使い方も変わり，安全で非常に有効な薬であると世界的にも認められ，世界保健機関（WHO）でも推奨されています．

モルヒネについて多く聞かれる疑問についてお答えします．

Q3 モルヒネはこわい薬ではないのですか？

A. モルヒネは痛みに対して使う場合にはこわい薬ではありません．昔は痛みががまんできないほど強くなってからモルヒネを使っていたので，それだけ多くの量のモルヒネが必要でした．そのため脳にも一度にたくさんのモルヒネが行き，麻薬中毒になることがありました．しかし，いまでは，身体に悪い影響を与えない量を定期的に使うようになったので安全性が高まりました．つまり，ビールを何本も一気に飲めば急性アルコール中毒になってしまうかもしれませんが，適量を飲めば中毒にはならないのと同じです．

Q4 早いうちからモルヒネを使って，あとで効かなくなることはないのですか？

A. 長いあいだ使ったり，量を増やしても効かなくなることはありません．また，指示を守って使っていれば癖になることはありません．痛みの原因がなくなればモルヒネをやめることもできます．ただし，中止する場合は医師の指示に従って，徐々に減らす必要があります．モルヒネは身体によくないと聞きましたが大丈夫ですか？

Q5 モルヒネは身体によくないと聞きましたが，大丈夫ですか？

A. 人間の身体のなかにはモルヒネと同じような物質があります．ですから，身体にとって悪い影響はほとんどありませんし，命を縮めたりすることはありません．むしろ痛みをがまんすることのほうがストレスとなり，心身ともに悪い影響を及ぼします．

Q6 モルヒネは病状の悪い人だけが使う薬ではないのですか？

A. モルヒネは病状が悪いから使う薬ではなく，強い痛みに対して使う薬です．痛みが強い手術のあとや，悪性腫瘍以外の痛みにも使われています．モルヒネを使い始めたからといって病状が悪いというわけではありません．

Q7 痛み止めはモルヒネ以外にはないのですか？

A. 鎮痛薬にはたくさんの種類があり，どの薬を使うかは痛みの種類や強さによって決まります．軽い痛み止めから始めて，徐々に強い薬に切り替えていきます．また，モルヒネは他の鎮痛薬とあわせて使うこともあります．

Q8 モルヒネを使うと何もできなくなってしまいませんか？

A. 痛みがとれることで身体が楽になり，本を読んだり散歩したり，お話しすることがいままでより楽にできるようになります．身体にあった量を使えば眠ってしまったり，意識がもうろうとすることはありません．モルヒネを使いながらお仕事をされている方もいらっしゃいます．

Q9 モルヒネの副作用は心配ないですか？

A. モルヒネの副作用として，便秘，はきけなどがあります．便秘はほとんどの人に起こりますので，下剤を飲んでいただく必要があります．はきけは出る人と出ない人がいます．出た場合でも，飲み始めて1～2週間すると自然に消えます．それまでのあいだははきけ止めを使い，予防しますので心配いりません．その他の副作用も対処方法がありますのでご安心ください．なお，副作用が出たからといってモルヒネを勝手に中断したり，量を変更することは危険です．必ず医師の指示に従ってください．

☆痛みや鎮痛薬についての不安や疑問，ご希望は，担当医や看護師，薬剤師に遠慮なくご相談ください．

(聖路加国際病院)

図1 痛みに関する患者向けパンフレット

ペインフローシート（痛み日記）					
月日	時間	痛みの強さ（ペインスケール）	使用した鎮痛薬	副作用（眠気など）	その他

(聖路加国際病院)

図2 ペインフローシート（痛み日記）

痛みの表現方法と評価

ペインスケール

- 痛みの表現方法としてペインスケールの使用方法を指導する．
- ペインスケールにはVAS（視覚的アナログスケール：visual analog scale），NRS（数字スケール：numeric rating scale），VRS（非言語的表現スケール：verbal rating scale）などがあり，基本的にはどれを用いてもよい．
- 認知力が低下している患者ではVASの概念が理解しづらいこともあり，NRSやVRSのほうが使いやすい．NRSでは「一番強い痛みを10割として，何割くらいですか？」という聞き方がわかりやすいことがあり，個々の患者の理解度に合わせて説明する．

ペインフローシート（痛み日記）（図2）

- ペインフローシートは痛みの強さを経時的に記録するための用紙である．入院患者では，患者自身が記録できる状態であれば，ベッドサイドにおいて記録してもらうと，医療従事者と患者で情報を共有することができる．在宅患者では，患者や家族が日々の痛みの変化

を記録する日記として「痛み日記」とよばれることが多い．
- 時間を追って痛みの強さをペインフローシート（痛み日記）に記入してもらうことで，痛みの変化が詳細に把握でき，鎮痛薬の効果や副作用などが評価しやすくなるため，疼痛マネジメントが早く行えることを説明し，協力を得る．
- 「痛みが出現したとき」「鎮痛薬を使用したとき」「鎮痛薬が効いてくる時間（最高血中濃度）」を目安に，痛みの強さをペインスケールを用いて記入してもらうと効果的に活用できる．
- とくに在宅では，日々の痛みの変化を記入してもらうことで，医療従事者に痛みの推移が正確に伝わる．また，外来受診時や訪問診療時の短い診療時間のなかでも，医療従事者との痛みに関するコミュニケーションが円滑になり，より的確なマネジメントがはかれる．

疼痛マネジメントの評価・満足度

- ペインフローシート（痛み日記）を用いて，レスキュー・ドーズの使用回数や痛みの強さの変化を振り返り，患者とともに疼痛マネジメントの評価を行っていく．
- 医療従事者の客観的な評価も必要であるが，痛みは患者にしかわからないものであり，患者が疼痛マネジメントにどの程度満足しているか，日常生活にどの程度支障があるかなど，患者のQOL（quality of life）の観点から評価を行っていくことが大切である．
- 疼痛マネジメントの最終目標は痛みをゼロにすることであるが，すべての痛みをゼロにすることが難しい場合もある．骨転移の体動時痛や難治性の神経障害性疼痛など，場合によってはある程度痛みが残る可能性を患者・家族に十分に説明し，痛みと折り合いをつけられるようサポートしていくことも求められる．

鎮痛薬の自己管理

オピオイドの定期的な使用

- オピオイドでは，食後ではなく時間を決めて定期的に使用することが，疼痛マネジメントを適切に行ううえで重要である．また，痛みがなくても時間どおりに使用することを指導する．
- ただし，1時間程度の幅は問題ないため，起床時間や就寝時間に合わせて無理のない時間設定ができるようにする．どうしても服用時間が就寝中になってしまう場合には，1日1～2回服用の製剤へ

の切り替えや貼付剤への変更も考慮する．
- フェンタニル貼付薬3日ごとの場合では貼り替えを忘れやすいため，カレンダーに記入したり，忘れにくい時間（入浴後など）に設定することを勧める．必要に応じて，1日ごとに貼り替える貼付剤への変更も可能である．

◯ レスキュー・ドーズの効果的な使い方

- レスキュー・ドーズは，痛みが出現したときには早め早めに使用するように指導する．痛みが強くなってからよりも痛みの出始めのほうが，同じ1回量であれば痛みがとれやすいことをわかりやすく説明する．たとえば，「ボヤならバケツ1杯の水で消せますが，大火事になってからでは消せませんよね」など．
- 速放性のモルヒネ製剤やオキシコドン製剤は速効性があり，15〜30分以内で効果が出現することを伝えておくと安心することが多い．
- 体動時に痛みが必ず出現する場合や何かをきっかけに毎回痛みが出現するという場合には，予防的にレスキュー・ドーズを使用するように指導する．レスキュー・ドーズとしては速効性の製剤（モルヒネ錠・末・液やオキシコドン散）を用い，身体を動かす30分程度前に使用してもらう．
- 痛みがとれず眠気も強くない場合には，必要量に達していない可能性があるため1時間空ければ再度追加してよいことを伝え，積極的な使用を勧める．在宅では，3〜4回以上連続して使用する場合には，痛みの原因の精査や対策を変更する（増量するなど）必要があるため，病院に連絡してもらうようにするとよい．
- 入院中の患者では，麻薬は医療従事者が管理することが基本となっているが，『病院・診療所における麻薬管理マニュアル』（厚生労働省）の2006年改訂により，必要最小限のレスキュー・ドーズ用の麻薬を患者の手元に置くことが可能になった．
- 自己管理できる患者では，必要最小限のレスキュー・ドーズを患者の手元に置き，痛みが出現した際にすみやかに使用できるようにする．これによって，医療従事者の都合で不必要に患者に痛みをがまんさせることがなくなり，疼痛マネジメントをよりスムーズにはかることができる．
- 注射の場合でも，痛みが出現したときに患者自身が投与できるPCA（自己調整鎮痛：patient-controlled analgesia）ボタンをセットできる持続注入器がある．持続注入器にはコンピュータ内蔵の小型シリンジポンプやディスポーザブルのPCA付きポンプ（152ペ

> **レスキューの使い方**
>
> ・レスキュー（リン酸コデイン・オキノーム・オプソ・塩酸モルヒネ末・錠）は速効性のお薬ですので，10〜30分程度で効果が現れるお薬です．
> ・定時のお薬は時間を変えず，決まった時間に服用してください．
> ・痛み（または息苦しさ・咳）が出たときにはいつでもレスキューを服用してください．
> ・レスキューは1時間あければ何度でも服用して構いません．使用回数の制限もありませんので，がまんせず積極的に使用してください．なお，3回以上連続して使用する場合やレスキューの効果が感じられない場合は，よりよい方法を検討しますので，一度ご相談ください．

（聖路加国際病院）

図3 レスキュー・ドーズの患者向けパンフレット

ージ，図3）などがある．在宅患者ではこの機能が不可欠である．
- レスキュー・ドーズの使い方の説明には，図3のような患者向けパンフレットを使用する．

▶ 副作用管理

- オピオイド使用開始時に，副作用対策は確立しているため，安心してオピオイドを使用してよいことをあらかじめ伝えておく．
- 副作用が出現してからでは，患者のオピオイドへの抵抗感が強まるため，予防的に副作用対策をとることが重要である．
- とくに嘔気は開始後の1〜2週間程度で耐性ができてくるが，一度嘔気を経験してしまうとオピオイドに対する拒否感をもってしまうため，その間は制吐剤を予防的に使用しておいたほうがよい．
- 排便コントロールについては，在宅患者では自己管理が非常に重要である．オピオイド使用中は常に便秘になりやすいことを説明し，多少便がゆるくても下剤をすぐにはやめず，減量して継続することの必要性を理解してもらう．排便コントロールの説明には図4のような患者向けパンフレットを使用する．
- 眠気が強く生活に支障がでる場合には，その患者にとって過量投与となっている可能性がある．逆に，眠気がなければ量が足りていないため，安心してレスキュー・ドーズを使用してよいことも伝えておく．

オピオイド使用中の下剤の調整方法

★緩下薬（ミルマグ錠，酸化マグネシウム）
- 便を軟らかくする薬です．
- 便のなかに水分を引き込み軟らかくするものですので，水分を多めにとったほうが効果的です．無理のない範囲で結構です．
- 便が固いときには1日4～6錠（包）に増やすこともできます．

★大腸刺激性下剤（ラキソベロン液）
- 腸を動かして便を出しやすくする薬です．
- 就寝時に服用すると翌朝に効果がでるようになっています．
- 最初は3～5滴程度から始めてください．
- 排便がない日は3～5滴ずつ増やしてください．使用量に上限はありません．
- 2～3日に1回は排便があるように調節してください．
- 下痢気味のときは下痢をする前の量に戻してください．ただし，水様便の場合にはその日は飲まないで，翌日，前回の半分程度から再開してください．

＊ 麻薬系の薬物を使用中の場合には，とくに便秘になりやすくなります．多少の下痢であっても，下剤をやめるとすぐに便秘になってしまいますので，下剤を積極的に使用することをお勧めします．

図4 下剤に関する患者向けパンフレット
（聖路加国際病院）

疼痛マネジメントに対する患者・家族の意向とQOL

● 痛みの意味

- 鎮痛薬に患者が抵抗感を示す場合，鎮痛薬に対する誤解のほかに，病気が進行していると思いたくないといった気持ちや痛みがあることに意味を見出している場合がある．痛みのもつ意味としては，「挑戦」「罰」「解放」「方略」などがある．
- 「挑戦」は，痛みと闘うことで病気と闘っているのだという意味づけをしている場合である．
- 「罰」は，「いままで家族に迷惑をかけてきたから」といった意味づけをし，痛みをがまんすることで過去の罪をつぐなおうとするものである．このような意味づけをしている患者に対しては，痛みをがまんすること以外の方法を見出せるように援助することが求められる．
- 「解放」とは，痛みによって心理的・社会的・経済的利益を得られ

るために，痛みを歓迎するものである．このような状況では，痛みをとることは容易ではなく，精神科の専門的アプローチが必要になる．
- 「方略」は，「痛みがあることで周囲が心配してくれる」というように，他の人からの注目や手厚い援助，要求に応じてもらうための方法として痛みが利用される場合である．このような場合，痛みを除いてしまうことはむしろ患者の精神的苦痛が増すことにつながるため，慎重に対応する必要がある．このような患者では，いつでも鎮痛薬を使えることを伝えたうえで，患者が使おうと思えるまで見守りつつ，その一方で患者の家族（周囲）への思いを傾聴する．複雑な家族関係などがある場合には，やはり精神科など専門家の介入を必要とすることもある．

● 個々の患者にとってのQOL

- オピオイドや鎮痛補助薬には眠気の副作用が出る薬物も多い．痛みをしっかり取り除こうとすると眠気が避けられない場合もある．その際，「眠気が多少あってもいいから痛みをとりたい」という患者と，「痛みが多少あっても眠気がないほうがいい」という患者と，価値観はそれぞれ異なる．個々の患者のQOLを考え，薬物の調整をはかる必要がある．
- 投与経路は基本的に患者の症状や状態に合わせて選択していくが，種々の観点から，よりQOLが高まる投与経路を検討していく．
- 食欲が減退し経口摂取が低下している患者では，経口薬よりも貼付薬を選択する場合がある．
- また，在宅患者で高齢者の独居や高齢者世帯では，服薬アドヒアランスの観点から，3日に1回の交換で済む貼付薬を選択することで，訪問看護師やほかの家族に交換を委ねることもできる．
- 逆に，毎日入浴することを好む患者では，1日ごとに交換する貼付薬を選択することもある．
- 前述のように，オピオイドは定時に服用することが原則である．1時間程度のずれは許容し，患者の起床・就寝時間など生活パターンに合わせて服用時間を調整することも必要である．

● 鎮痛薬に抵抗感がある場合

- 患者のなかには，正しい情報を提供しても鎮痛薬を使いたがらない患者もいる．
- 患者の懸念点を明確にし，それに合わせて具体的に情報提供していく．
- オピオイドに関する正しい情報を十分に伝えても抵抗感が強い場

合には，痛みはがんによるものではないと痛み自体を否認する，麻薬を使用する状況になったと思いたくないなど，病状を受け止めきれない場合や，痛みがあること自体に意味がある，などほかの要因が隠れていることがある．このような場合，情報提供ばかりを行うと，かえって患者が医療従事者を拒否するようになることがある．

- そのようなときには視点を変えて，患者の病気や痛みに対する思いを傾聴し，いつでも鎮痛薬を使えることを伝えつつ見守ることも必要である．
- ときに，家族の意向で鎮痛薬（とくにオピオイド）を使うことを患者にがまんさせていることがある．そのような場合には，家族の思いばかりが先行しないように患者の思いを確認する．
- 患者が痛みに苦しみ，オピオイドを使ってもいいと考えている場合には，患者自身の意思を尊重するべきである．医療従事者から家族に患者のつらさや思いを代弁したり，しばらく付き添ってもらって患者の痛みや苦しみを直接みてもらうなどして，家族の理解を得て，適切にオピオイドを使用できるように調整していく．

引用・参考文献
1) 高橋美賀子ほか編著：ナースによるナースのための最新がん患者のペインマネジメント 第3版．日本看護協会出版会，2010．
2) 篠 道弘：エビデンスに基づくがん疼痛マネジメント 服薬指導・患者教育の有効性－薬剤師の立場から．EBNursing，5（20）：81～87，2005．
3) 小迫富美恵：鎮痛薬使用に抵抗感の強い患者への看護師の教育的アプローチの有効性．EBNursing，5（2）：88～92，2005．
4) 日本緩和医療学会緩和医療ガイドライン作成委員会編：がん疼痛の薬物療法に関するガイドライン．金原出版，2010．
5) 岡田美賀子ほか：がん患者の鎮痛薬使用に対する抵抗感とその関連要因の分析．日本がん看護学会誌，14（Suppl）：32，2000．

CHAPTER 7

事例から考える
がん疼痛治療とケア

CASE STUDY

Chapter 7 事例から考えるがん疼痛治療とケア

01 神経障害性疼痛

Key Point
- 持続的なしびれ感や電撃痛を訴える患者．日常生活への影響をできるだけ少なくするために，難治性の痛み治療の主体となる薬物療法の具体的な目標・計画を立て，疼痛コントロールを継続する．

患者紹介

患者	60歳台，男性
診断	直腸がん術後
現病歴	● 200X年，直腸がんの診断で直腸低位前方切除術を施行 ● 術後補助化学療法を続けていたが，発病1年後に肝転移を認め肝左葉を切除した． ● 発病から2年後に残肝転移を認め肝動脈塞栓療法，ラジオ波焼灼術を繰り返し施行した． ● 右側腹部から右季肋部痛が出現したため，非ステロイド性消炎鎮痛薬（ロキソプロフェンナトリウム水和物（ロキソニン®））が開始された．さらに殿部痛が出現したため，ロキソニン®を中止し，モルヒネ硫酸塩水和物（MSコンチン®）20mg/日が開始された． ● 右季肋部痛は軽減したが，殿部のビリビリとした不快感を伴う疼痛と電撃痛が増強するため，MSコンチン®が漸増され180mg/日，レスキュー・ドーズのモルヒネ硫酸塩水和物（オプソ®）が30mg/1回となった． ● しかし，日中から傾眠となり疼痛コントロールが不良であったので，緩和ケアチームへ疼痛コントロールが依頼された．
患者の状態	●「日中からも痛いし眠いしで何もできない．これは人間らしい生活じゃない．痛みも眠気ももう少しなんとかならないか」と話しながらも途中で入眠してしまう場面も認めた．

❯ 腹部CT所見

- 肝右葉S8（右前上亜区域）に径6cmの低吸収域の結節を認め，一部肝表面に突出しているほか，右葉全体に径3〜4cmの多発性結節性病変を認める．
- 仙骨前面を主体に塊状の軟部組織域が広がっており，仙骨下端〜尾骨にも異常信号域が及んでいる．放射線・化学療法後の変化と再発巣が混在した状態と推察される．

❯ 患者の訴え

- 右腹は持続的にズーンとした重い感じで痛む．追加の痛み止めのオプソ®がよく効いていた．いまはお尻から太ももにかけてビリビリしびれていて仰向けに寝ていられない．
- 外科の先生から痛いときにはどんどん痛み止めを追加していいといわれたが，追加しても眠気が強くなるだけでお尻の痛みには効いた感じがしない．

痛みのアセスメント

- 右側腹部から右季肋部痛は持続的な鈍痛で，残肝転移巣の増大に伴う内臓痛❋1，肝被膜伸展痛❋2と判断する．
- 殿部のビリビリとした不快感を伴う疼痛である電撃痛❋3は，骨盤内再発巣の仙骨浸潤に伴う神経障害性疼痛と判断する（図1）．
- 神経障害性疼痛はオピオイドが効きにくい痛みであるが，右側腹部痛には効果を認めていたことから，やみくもにオピオイドが増量され相対的に過量となり眠気が強くなっている．

❯ 緩和ケアチーム❋4からのリコメンド

- 殿部痛は，骨盤内再発巣の仙骨浸潤に伴う神経障害性疼痛で，オピオイドの効きづらい痛みである．痛みの軽減が少なく，かつ眠気が強くなっていることから判断して，相対的にモルヒネが過量となっている．オピオイドの減量が必要である．
- また，MSコンチン®が開始されたときにロキソニン®が中止されているが，通常はオピオイドとNSAIDs（nonsteroidal antiinflammatory drugs）は併用する．さらに，一般的にモルヒネ硫酸塩水和物よりオキシコドン塩酸塩水和物徐放錠（オキシコンチン®）のほうが神経障害性疼痛に効果を認めるといわれるので，オピオイドを減量しつつ，MSコンチンからオキシコンチン®にオピオイドローテーション❋5をされてはいかがか．

✱1_ **内臓痛** 疼痛は，体性痛，内臓痛，神経障害性疼痛に分類するとわかりやすい．体性痛は疼痛の部位が限局しており，内臓痛は疼痛の部位がはっきりしない鈍い痛みのことが多い．内臓痛は比較的オピオイドによく反応するといわれる．

✱2_ **肝被膜伸展痛** 肝実質は痛みを感じることはないが，肝腫瘍の急激な増大や皮膜下出血など被膜が急激に伸展されると疼痛を生じる．内臓痛の一種に分類される．

✱3_ **電撃痛** 「ビリっとした」「電気が走るような」「ズキンと痛みが走る」と表現されることが多い疼痛で，神経障害性疼痛であることが多い．

✱4_ **緩和ケアチーム** PCT（palliative care team）．医師（精神科医を含む），看護師，薬剤師，医療ソーシャルワーカーなど多職種からなるチームで，がんに伴うさまざまな症状・苦痛をもつ患者・家族のケアを相当する．

✱5_ **オピオイドローテーション** あるオピオイドを，鎮痛効果，副作用などの程度などの点から他のオピオイドに切り替えることをいう．たとえば腎機能低下例でモルヒネは代謝産物が蓄積し，眠気，混乱を増強させることがあるため，代謝産物の活性のないフェンタニルやオキシコドン塩酸塩水和物に変更する．

持続的な疼痛

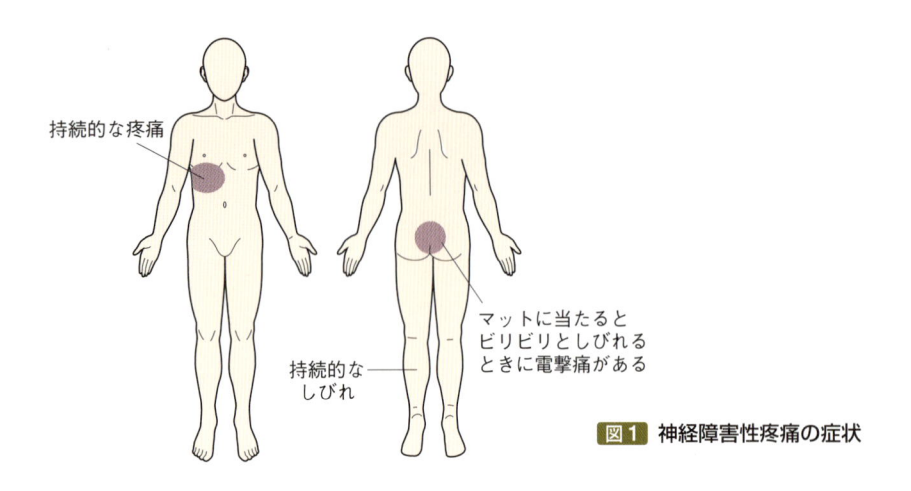

マットに当たると
ビリビリとしびれる
ときに電撃痛がある

持続的な
しびれ

図1 神経障害性疼痛の症状

- また，神経障害性疼痛の軽減を目的に鎮痛補助薬を加えるとよい．現状で眠気がかなり強いので，眠気の少ないメキシレチン塩酸塩（メキシチール®）を勧める．副作用として上腹部の不快感・心窩部痛が出現することがある．
- 患者には「神経がからんだ複雑な痛みで，モルヒネだけでは対処が難しくなっています．モルヒネと効き方が異なる薬を加えることと，モルヒネ系統の薬を減らすことで眠気を少なくすることを目標にします」と伝えた．

処方例

①オキシコンチン®（20mg）1回2錠1日2回（12時間ごと）
②ロキソニン®（60mg）1回1錠1日3回（毎食後）
③タケプロン®OD錠（15mg）（ランソプラゾール）1回1錠1日1回（朝食後）
④メキシチール®（100mg）1回1カプセル1日3回（毎食後）
⑤疼痛時のレスキュー・ドーズはオキシコドン塩酸塩水和物（オキノーム®）（5mg）1回2包（1時間間隔をあけて回数の制限はなし．眠気，ふらつきなどの副作用の有無の確認は必要）
- なお，①はモルヒネ換算[6]でおよそ120mg/日となり，約30％の減量となる．

✱6_ **モルヒネ換算** 経口塩酸塩モルヒネ60mgを中心に換算すると，オピオイドローテーションをする際に量を規定しやすい．経口塩酸モルヒネ60mg＝オキシコンチン®40mg＝フェンタニル（デュロテップ®MTパッチ4.2mg）とする施設が多い．

経過

- 眠気は少なくなったものの，殿部から両下腿にかけてのしびれ感を伴う疼痛は持続し，仰臥位でズキズキ・ビリビリとした突出痛が出現するため，夜間の浅眠が続いた．

● 患者の訴え

- 日中の眠気は少なくなったが，足のしびれは相変わらず続いている．追加の薬（オキノーム®）は少し効いている感じがあるが，しびれが軽くなるわけではない．お尻がマットに当たるとビリビリして10分も座っていられない．痛みが強くなる前に食べようと思って，ご飯はかき込むように急いで食べている．夜も仰向けになると足に電気が走るような痛みがあり，夜中に何度か目覚めてしまう．

● 緩和ケアチームからのリコメンド

- 神経障害性疼痛が持続している．鎮痛補助薬を追加する．
- また，食事の30分前にレスキュー・ドーズのオキノーム®を服用して効果をみてもよいかもしれない．
- 患者には，「しびれをすべてなくすことは難しいですが，もう少し夜間に眠れるようにすること，もう少しゆっくり食事ができることを目標にします．まず抗痙攣薬を加えます．しびれ痛は，神経が病気から刺激されていたり，過敏になっている状態に由来していると考えられます．痙攣も同様に異常な神経の刺激が筋肉を動かす状態です．抗痙攣薬といっても追加する薬は精神安定薬と同じ系統の薬（クロナゼパム：リボトリール®）です．夜に眠りづらいこともあるのでちょうどよいと思います．少量から始めますので眠気の程度を確認しながら量を調整していきます」と伝えた．

処方例

①リボトリール®（0.5mg）1錠就寝前
②食事の30分前に疼痛時レスキュー・ドーズ1回分（オキノーム®）を服用
③上記①で日中の眠気が少ないようであれば，さらに夕食前に①を追加
④以上，①〜③で効果が少なければ，プレガバリン（リリカ®）（25mg）1カプセルを就寝前に追加

経過

- リリカ®を開始し，眠気，ふらつきが少なかったため75mgカプセルを1回1カプセル1日2回（150mg/日）まで漸増した．
- 上腹部不快感・嘔気が増強し，転移性肝腫瘍増大に伴う症状が最も疑われたが，嘔気がメキシチール®の副作用である可能性があることから，いったんメキシチール®を中止し，アモキサピン（アモキサン®）（25mg）1回1カプセル1日2回を加え，さらに漸増していたオキシコンチン®を漸減した．
- 次第に内服が困難となったため内服薬を中止し，フルルビプロフェンアキセチル（ロピオン®）150mg/日点滴，オキシコドン塩酸塩水和物注射液（オキファスト®）60mg/日およびケタミン塩酸塩（ケタラール®）180mg/日持続皮下注射を開始し，クロミプラミン（アナフラニール®）12.5mgを加えた．
- それぞれの薬物を漸増し，両下肢・殿部のしびれ感は軽減しなかったが，殿部の電撃痛はほぼ消失した．
- 本事例の薬物投与の経緯を図2に示す．

まとめ

- 神経障害性疼痛は一般に難治性であり，治療の確立したプロトコールがあるわけではない．薬物療法，放射線治療，神経ブロック，理学療法などの集学的治療が考慮されるが，薬物療法が主体となることが多い．
- 神経障害性疼痛はオピオイドの効きにくい痛みであるため，鎮痛補助薬が併用されるが，鎮痛補助薬の導入以前にNSAIDs，オピオイドが適正に使用されているかを検証する必要がある．
- 今回提示した例のように，オピオイド開始と同時にNSAIDsが中止されたり，がん疼痛であるからということのみオピオイドが過量に投与されていることがある．
- 鎮痛補助薬は，副作用として眠気，ふらつきを生じることが多いため，少量から開始し，効果・副作用を注意深く観察しながら用量を調節していく．
- 神経障害性疼痛をゼロにすることを目標とすることは実際的でないので[1]，あらかじめ難しい症状であることを患者に伝えつつ，夜

鎮痛薬開始後週数		0	1	2	3	4	5	6	7	8	9
エピソード					→PCT介入	→下肢しびれ感	→上腹部不快感・嘔気が増強		→経口摂取不能	→電撃痛はほぼ消失	
オピオイド	モルヒネ硫酸塩水和物徐放剤（MSコンチン®）	20→40→80→120→180mg/日			→オピオイドローテーション						
	オキシコドン塩酸塩水和物（オキシコンチン®）					80mg/日	120mg/日	→嘔気あり漸減 80mg/日			
	オキシコドン塩酸塩水和物注射液（オキファスト®）									60mg/日	80mg/日
NSAIDs	ロキソプロフェンナトリウム水和物（ロキソニン®）	180mg/日	→オピオイド開始と同時に中止される			180mg/日					
	フルルビプロフェンアキセチル（ロピオン®）									150mg/日	
抗不整脈薬	メキシレチン塩酸塩（メキシチール®）					300mg/日		→上腹部不快感・悪心が増強し中止			
抗痙攣薬	クロナゼパム（リボトリール®）						0.5mg/日	1.0mg/日			
	プレガバリン（リリカ®）						25→75	150mg/日			
抗うつ薬	アモキサピン（アモキサン®）						50mg/日				
	クロミプラミン塩酸塩（アナフラニール®）								12.5mg/日	25mg/日	
NMDA受容体拮抗薬	ケタミン塩酸塩（ケタラール®）							60	120	180mg/日	

図2 本事例の薬物投与の経緯

間良眠から，さらに日常生活への影響をできるだけ少なくするなど具体的な目標を提示する．

- 神経障害性疼痛は難治性であるからこそ医療従事者は患者に寄り添うとともに過不足のない説明が必要である．たとえば「モルヒネが効かない痛み」という説明では「モルヒネが効かないほど悪いのか」と感じ，いたずらに患者の不安をあおることになる．病状説明では「モルヒネが不得手とする痛みであるので，ほかの薬を加えます」というような表現の工夫が求められる．

引用・参考文献

1) Twycross R, et al（武田文和監訳）：トワイクロス先生のがん患者の症状マネジメント．p.62, 医学書院, 2003.

CASE STUDY / Chapter 7 事例から考えるがん疼痛治療とケア

02 終末期の激しい痛みのコントロール

> **Key Point**
> - 通常の疼痛治療では全く鎮痛効果が望めない生命予後6カ月のがん患者．激しい痛みにより著しくADL（activities of daily living）が障害されている患者に，いかなる治療計画を立てるか．

患者紹介

患者	50歳台，男性
診断	滑膜肉腫の骨盤内浸潤
現病歴	・腹痛およびイレウス症状で来院．骨盤内に小児頭大の腫瘍を指摘され紹介入院し，滑膜肉腫の診断で整形外科へ入院した． ・骨盤内腫瘍摘出術を受けたのち化学療法を施行したが，3カ月後には腫瘍が再発・増大し，骨盤腔から右大腿部へと進展した． ・右殿部および大腿部の痛みに対してオキシコドン塩酸塩水和物徐放錠（オキシコンチン®）を開始した．当初軽減した痛みも腫瘍の増大とともに増強し，内服オピオイドでは安静時および動作時の痛みに対応が困難となり，モルヒネ塩酸塩注射液（アンペック®注）（以下，モルヒネ）の静脈内投与が行われた．
	・モルヒネ投与量が300mg/日となっても痛みの改善はなく，ベッド上で絶え間なく体位を変換している状態に加えて，オピオイドによる悪心と不快な眠気ばかりが先行していた．そのほかにフルルビプロフェンアキセチル注射液（ロピオン®）50mgを1日3回，内服でアミトリプチリン塩酸塩錠（トリプタノール®）20mg/日を使用した． ・右殿部および下肢の疼痛あり．一定の体位がとれず，常時苦悶様の表情で唸っているため，あらゆる画像検査ができない状態であった．
患者の病状認識	本人の言葉から：「痛いなんてもんじゃない．いても立ってもいられない．痛い，眠い……なんとかしてくれ」

初診時の状況

- 滑膜肉腫の再発で骨盤から右大腿部に突出してきた腫瘍によって激しい痛みがあり，安静にしていることも体動することも困難となり，ペインクリニックに紹介された．
- 主治医の話では，腫瘍摘出後に再発した本腫瘍は化学療法に対する反応性も乏しく，増殖スピードも速いため，積極的な治療を断念し，症状緩和を中心に行うとのこと．余命はこのままでは1〜3カ月と判断されている．消化管や重要臓器への転移は認めていないため生命予後としては6カ月程度であるが，腫瘍の増大による周辺組織への影響，感染，疼痛による衰弱などが予想され，短めの予想となっている．
- 内服オピオイドによる疼痛治療では痛みがコントロールされず，現在モルヒネ注射薬による静脈内投与が行われている．しかしながら疼痛はほとんど軽減せずに経過し，眠気と痛みが混在した形となっている．

痛みのアセスメント

- 本症例では，激しい痛みによって睡眠，食欲，運動などあらゆる日常生活が妨げられたうえに，検査や医療行為を受け入れることも不可能となっている．そこで，まずは痛みに対する治療計画を立てることを前提としたアセスメントを行った．

▶ 患者背景を中心としたアセスメント

現病歴と全身状態のアセスメント

栄養状態の把握と現在のエネルギー摂取方法
①経口投与か，経管栄養，高カロリー輸液か
②水分バランス輸液量と尿量（発汗状態も考慮する）

血液検査所見
①栄養状態：総タンパク，アルブミン[※1]などの値が低下していないか
②肝・腎機能障害はないか（自然な機能低下か薬物性か）
③貧血などがないか
④出血傾向がないか
⑤電解質異常（とくに低ナトリウム血症，高カルシウム血症）はないか

❋1_**総タンパク，アルブミン** 総タンパク (total protein, TP) の基準値は 6.5〜8.0g/dL．アルブミン (albumin, Alb) の基準値は 3.1〜5.2g/dL．ともに栄養状態の指標となる．骨転移症例などでは，カルシウム値が正常でも TP，Alb が低いと補正カルシウム値が高くなり，高カルシウム血症によるせん妄や嘔気が起こってくる．

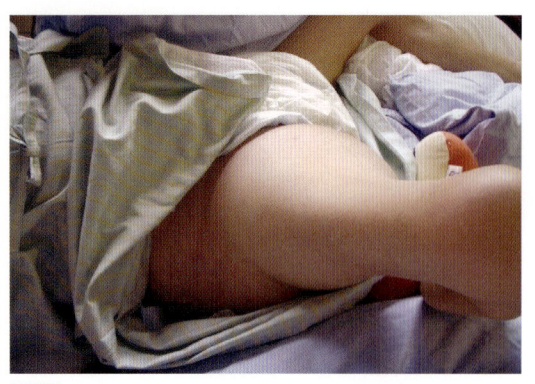

図1 骨盤から右大腿部に突出している腫瘍

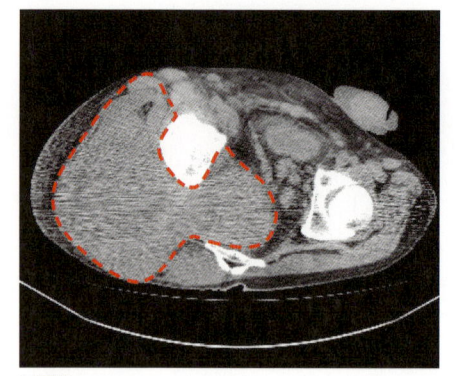

図2 CT所見：骨盤腔を右大腿に脱出した腫瘍（点線内）

疼痛のアセスメント

- 原疾患は再発し、さらに増大していることが病歴からもわかる。これは最後に撮影したCT画像所見とも一致する。
- 増殖のスピードから、痛みの原因である腫瘍は今後さらに増大すること、それに伴う痛みも強くなることが予想される。

現在の疼痛治療のアセスメント

- 経口投与は可能であるが、安静時痛が強いうえに動作時の痛みも伴っており、内服オピオイドでは鎮痛効果が発現するまでに時間がかかるため、静脈路からのオピオイドを投与を行っている。このような場合、いたずらにオピオイド徐放薬を増量するよりも注射薬を使用した主治医の対応は正しい。

治療法選択のためのアセスメント

- 痛みが激しいために事実上食事の摂取が困難である。このまま放置すれば低栄養状態や脱水状態になり、終末期を迎えることは容易に想像できる。痛みによる全身衰弱をきたさないためにまず優先されるのは、痛みの治療となる。

患者自身のアセスメント

- 骨盤腔から右大腿部へと脱出する小児頭大の腫瘍が視認でき（図1）、CT画像所見（図2）と一致する。右大腿部と股関節の安静時の痛みはNRS[*2]で8/10、動作時の痛みは10/10である。オピオイドの使用後でも変化はなく、安静時痛も動作時痛も非常に強いことがわかる。

痛みが生活にどの程度影響しているか

- あらゆるADLが障害されており、ベッド上で七転八倒するだけの状態である。眠ることも、食べることも、自身で排泄することもできない。
- この事例のように激しい痛みではADLスコアをとるのは容易では

✽2_NRS numeric rating scale.「これ以上ないという痛みを10、全く痛くないを0としたとき、あなたのいまの痛みはいくつぐらいですか？」と患者に聞いて、0〜10の痛みの点数を聴取する方法。

ないが，一般的にがん患者の痛みはペインスコアだけで治療効果を判定することは困難である．
- たとえばペインスコアが高いからという理由でオピオイドをただ増量し，鎮痛補助薬を大量に使用して傾眠傾向になってペインスコアが改善しても，ADLが著しく障害されていては意味がない．ADLスコアを参考にして，「『痛み』だけをみて『患者の人生』をみず」といったことを避けるように心がける．詳細については割愛するが，参考までに海外で使用されている代表的なADLスコアを示す．
  - Brief Pain Inventory（BPI）
  - M. D. Anderson Symptom Inventory（M. D. アンダーソンがんセンター版症状評価表）
  - McGill Pain Questionnaire（マクギル質問紙法）

疼痛治療の選択

- 痛みは骨盤内，股関節，右大腿部に限局している．
- また，持続投与の増量をしても全く痛みが改善せず，眠気だけが先行している．

現在の疼痛治療法
- PCA[1)][※3]ポンプを用いて疼痛管理をしている．モルヒネ10mg/mLを持続投与1mL/時，レスキュー・ドーズ投与10mg/回，ロックアウト時間[※4]10分．
- レスキュー・ドーズを使用すると眠気が増すということで，この患者にはあまり使用していない．

治療計画
- 現在の痛みは，オピオイドの全身投与では十分にその軽減がはかれず，副作用ばかりが先行している状態である．そのためオピオイドを減量しながらも痛みを軽減する方法を探る．

NSAIDsや鎮痛補助薬の併用
- 図2からみても炎症や神経障害性疼痛を伴うものであることは間違いない．しかし，この激しい痛みをNSAIDs（nonsteroidal antiinflammatory drugs）や鎮痛補助薬で，オピオイドの鎮痛効果を上回るほど軽減できるとは考えにくい．

神経ブロック（神経破壊）療法
- 痛みの場所が限局されてはいるが，右大腿部の痛みを軽減するためには腰神経叢すべてをブロックする必要がある．しかし，これでも

※3_PCA patient-controlled analgesia. 持続的に鎮痛薬を投与しながら，患者が痛みを感じたときに"患者自身"でボーラス投与（一度に大量投与すること）を行うことを可能とした方法．

※4_ロックアウト時間 lock-out time. 一度レスキュー・ドーズを投与をしてから，次回追加レスキュー・ドーズ投与可能となるまでの時間（投与間隔）．

骨盤内腔の痛みを取り除くことは難しい．

脊髄鎮痛法[2)]
- 胸腰椎レベルで末梢からの痛み刺激を遮断することが可能である．モルヒネを使用することで，運動障害をきたさずに痛みを取り除くことができる可能性がある．硬膜外腔法と脊髄クモ膜下法[※5]がある．

セデーション（鎮静）
- 腫瘍自体は大きいが，重要臓器には転移がないことから生命予後としては約6カ月あると考えられる．いまの時点で鎮静を考えるよりは，疼痛治療を進めることが優先される．

> ❀5_ **硬膜外腔法と脊髄クモ膜下法**
> オピオイドを直接脊髄に投与することで1次ニューロンからの痛みシグナルを脊髄レベルでブロックする．硬膜外腔は限局した領域の痛みに有効であるが，薬液投与量が多くなる（≒100mL/日）ため，入院中の鎮痛として使われることが多い．脊髄クモ膜下腔へのオピオイド投与は，フェンタニルでは硬膜外と差はないが，モルヒネで10倍近い鎮痛効果を発揮する．髄液中に拡散するので，より広い範囲の鎮痛が可能である．

実際の疼痛治療と経過

- 上記の疼痛治療計画から，脊髄鎮痛法を選択した．

硬膜外腔カテーテル留置およびモルヒネ投与
- モルヒネの静脈内投与量は300mg/日であったため，その1/5量の60mg/日で開始した（表1）．
- 硬膜外腔へのモルヒネ投与直後から安静時NRSが8→2，動作時NRSが10→6と改善した．
- モルヒネの静脈投与は，硬膜外腔カテーテル留置当日150mg/日，2日目72mg/日，3日目には中止とし，痛みの増強に伴い硬膜外腔へのモルヒネ投与量を漸増して120mg/日となったところで，痛みは安静時NRSが2，動作時NRSが5となった．
- NSAIDsはエトドラク（ハイペン®）内服へと変更した．身体痛が軽減したことで神経障害性疼痛を訴えることが多くなり，右下肢のしびれ感に対してアミトリプチリン塩酸塩錠20mg/日は継続投与した．

脊髄クモ膜下カテーテル留置および皮下アクセスポート[※6] **設置**
- 2カ月が経過した時点で，ADLはベッド上で座位可能，歩行器を使用してのトイレ歩行可能となり，栄養状態も回復し，腫瘍の大きさは増大せずに経過していた．
- 在宅での療養希望が患者・家族からあったことで疼痛治療の計画を立て直した．硬膜外腔へのモルヒネ投与では薬液量が120mL/日（5mL/時から）となるため薬液交換が頻繁になり，在宅での療養は困難であると判断し，患者・家族，主治医，看護師，医療ソーシャルワーカーと相談の結果，脊髄クモ膜下腔へのモルヒネ投与[3)]へと

> ❀6_ **皮下アクセスポート（皮下埋め込み型ポート）** 中心静脈用ポートと同じで，皮下に埋め込んだポートとカテーテルを接続することにより，カテーテルが抜けたり，切断されるなどの事故を防ぐ．

表1 投与例①（硬膜外腔）

薬液		PCAの設定		
モルヒネ（アンペック®注）	局所麻酔薬	持続投与量	レスキュー・ドーズ量	ロックアウト時間
0.5mg/mL	0.05％ブピバカイン塩酸塩水和物	5mL/時	5mL/回	30分

表2 投与例②（脊髄クモ膜下腔）

薬液		PCAの設定		
モルヒネ（アンペック®注）	局所麻酔薬	持続投与量	レスキュー・ドーズ量	ロックアウト時間
1mg/mL	0.10％ブピバカイン塩酸塩水和物	0.5mL/時	0.5mL/回	30分

変更することとした．
- 初期設定量は，硬膜外腔へのモルヒネ投与量120mg/日の1/10量の12mg/日で開始した（表2）．
- その後，用量を変更することなく安静時NRSが0，動作時NRSが2となった．

終末期の経過

- ペインクリニック初診から6カ月が経過したころ，全身倦怠感が出現したため在宅療養は延期となった．
- 全身倦怠感に対してベタメタゾン2mgから開始して8mgまで増量したが，効果がみられず，患者が鎮静を強く希望し，家族も同意したため，ミダゾラム（ドルミカム®），ケタミン塩酸塩（ケタラール®）による持続鎮静を開始した．
- 鎮静開始後7日目に死亡した．脊髄クモ膜下腔へのモルヒネ投与による疼痛治療は，臨終までその使用を継続した．

ケアのポイント

- 患者が「痛みをどうにかしてくれ」と最初に訴えかける相手は看護師であることが多い．それだけ患者にとって身近な存在であるといえよう．看護師には，疼痛管理にはいろいろな方法があるというこ

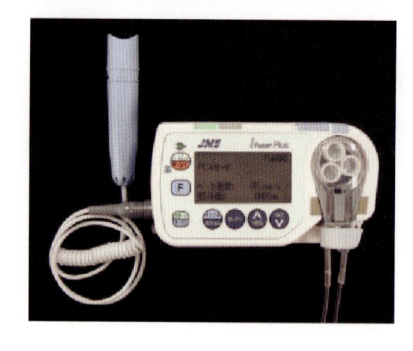

図3 PCAポンプ

とを知ってほしい．以下に知っておいてほしい疼痛管理方法について簡単に述べる．

PCA

- "患者自身が調節する鎮痛法"．持続投与量(mL/時)，レスキュー・ドーズ量(mL/回)，そしてロックアウト時間の3要素で成り立っている．患者には持続して鎮痛薬が投与され，痛みがあるときに自分でレスキュー・ドーズ投与できるボタンがついている(図3)．欧米の疼痛管理では当たり前のように使用されているが，わが国ではきわめて使用施設が少ない．

鎮痛補助薬の使用について

- 鎮痛補助薬は神経障害性疼痛に対して有効であるとされている．しかしながら，具体的にどのような痛みに，どのような鎮痛補助薬が効果を示すかはまだ明確ではない．「神経障害性疼痛＝オピオイドが効きにくい」ではあるが，「オピオイドで除けない痛み≠鎮痛補助薬が効く」であるということを知ってほしい．
- がん疼痛の多くは神経障害性疼痛を伴うため鎮痛補助薬を併用することが多いが，漫然と使用するのではなく，神経障害性疼痛を診断し，鎮痛補助薬の効果を継続評価しながら使用しなくてはならない．

脊髄鎮痛法

- オピオイドは，全身投与するよりも脊髄に直接投与することでより強い鎮痛効果を発揮する．硬膜外腔や脊髄クモ膜下腔への投与がこれにあたる．
- モルヒネを使用した場合，硬膜外腔で内服の約10〜30倍，脊髄クモ膜下腔で約100〜300倍の鎮痛効果が得られるとされている[4]．
- 欠点としては出血や感染のリスク，ADLの障害がある．しかしながら皮下アクセスポートと組み合わせることにより入浴も可能となり，感染のリスクも下がると思われる．

まとめ

- 激しいがん疼痛を抱える患者では，WHO方式のがん疼痛管理では十分に対応できないことがある．オピオイドの増量だけや鎮痛補助薬の重ね処方に頼るのではなく，ときに麻酔科やペインクリニックで行うような神経ブロック療法や脊髄鎮痛法，緩和的放射線治療などによって痛みを軽減し，QOLを高めることも可能なことを知ってもらいたい．
- がん疼痛管理は，痛みをとって「生かす」ことであり，痛みをとるために「寝かす」ことは最終手段であることを忘れないようにしてほしい．

引用・参考文献

1) 服部政治ほか：癌性とう痛管理における iv morphine PCA の使用方法．Pharma Med, 21 (10)：143〜149, 2003.
2) Behar M, et al: Epidural morphine in treatment of pain. Lancet, 1: 527〜529, 1979.
3) Lazorthes YR, et al: Intracerebroventricular administration of morphine for control of irreducible cancer pain. Neurosurgery, 37 (3)：422〜428, 1995.
4) Fitzgibbon D: Cancer Pain: Management, Bonica's management of pain 3rd edition. Lippincott Williams & Wilkins, 2007.

CASE STUDY

Chapter 7 事例から考えるがん疼痛治療とケア

03 苦痛緩和のための鎮静

Key Point
- 肺がん終末期に,緩和困難で耐えられない呼吸困難が出現した事例である.苦痛緩和のための鎮静(セデーション)に関して家族の間で意思の相違が認められた.
- 患者の最期が患者・家族にとって意味ある時間となるよう,鎮静時のケアを考えていくことが重要である.

患者紹介

患者	50歳台,女性
職業	主婦
家族構成	夫(50歳台),長男(20歳台)は同居,長女(20歳台)は結婚後別居
キーパーソン	夫
既往症	とくになし
現病歴	● 1年前に肺がんと診断され,手術を施行. ● 手術後,化学療法が行われたが,3カ月前より肺内転移と肝転移が発見された.その後,主治医の勧めもあり,化学療法を終了し,緩和ケア外来通院となる. ● 1カ月前より食欲不振と全身倦怠感が出現したが,コルチコステロイド内服により改善した.その後,徐々に呼吸困難が増強し緩和ケア病棟に入院.症状緩和のためにコルチコステロイドも増量し,酸素療法,抗生物質,モルヒネも併用したが,呼吸困難は著明に増強している.
	● 現在,ベッド上で体位を変えるだけでも,呼吸困難が出現するようになっている.
家族・生活歴	● 短大卒業後,会社員を数年したあと夫と結婚. ● 夫の自営業の仕事を手伝いながら主婦をしていた.夫が主な介護を行っていたが,夫のワンマンな性格のため,夫と子どもたちとの関係はあまりよくなかった.
患者の性格	● 強がってみせるが,本当は誰かに頼りたい.夫には甘えられるが,子どもの前では弱いところをみせたくない.
患者・家族への説明	● 肺がん終末期による呼吸困難が出現している.生命予後は1週間以内と考えられる.患者・家族の病状認識と希望を表1に示す.

表1 患者・家族の病状認識と希望

病状認識	
患者・夫	病状認識は正確で，日にち単位の予後と理解している．
長女・長男	病状が厳しいのは知っている．しかし，もう目が覚めなくなって，会話ができなくなることは受け入れられない．
希望	
患者	以前より，「最期は苦しくないようにしてほしい．眠った状態でもよいから苦痛なく，穏やかに逝きたい．そのために，緩和ケア病棟への入院を希望した」と言っていた．
夫	がんばってきたから，もう苦しくないようにしてほしい．
長女・長男	ここまでがんばってきたんだから，少しでも意識は保ってほしい．1日でも長く生きてほしい．

苦痛・希望のアセスメント

ポイント1：標準的治療を行っても，緩和できない苦痛なのか？

- 肺がん終末期および肺炎に伴う呼吸不全・呼吸困難と診断される．
- 抗生物質やコルチコステロイドの投与を行うも無効である．
- 呼吸困難の緩和のため酸素療法・モルヒネ塩酸塩（以下，モルヒネ）の投与を行うも，症状は持続している．
- おそらく非薬物治療も症状緩和に貢献することは難しいと考えられる．
- 生命予後は1週間以内と予測されている．

ポイント2：耐えがたい苦痛なのか？

- 呼吸困難のため経口摂取はほとんどできない．また，不眠も続いている．
- 意識障害は認められない．
- 以上より，この患者には標準的治療によっても緩和されない，耐えがたい呼吸困難が出現していると判断される．

ポイント3：患者の希望はどうか？

- 最期は苦しくないようにしてほしい．眠った状態でもよいから苦痛なく，穏やかに逝きたい．そのために，緩和ケア病棟への入院を希望した．

ポイント4：長男・長女の希望はどうか？

- いままでがんばってきたんだから，少しでも意識は保ってほしい．1日でも長く生きてほしい．

表2 鎮静の深さと期間

鎮静水準	
深い鎮静 (deep sedation)	言語的・非言語的コミュニケーションができないような，深い意識の低下をもたらす鎮静
浅い鎮静 (light/conscious sedation)	言語的・非言語的コミュニケーションができる程度の，軽度の意識の低下をもたらす鎮静
鎮静様式	
持続的鎮静 (continuous sedation)	中止する時期をあらかじめ定めずに，意識の低下を継続して維持する鎮静
間欠的鎮静 (intermittent sedation)	一定期間意識の低下をもたらしたあとに薬剤を中止・減量して，意識の低下しない時間を確保する鎮静

- この希望には，これまで介護を父親が中心に行ってきたことに対する後悔の思いが存在すると推測される．
- 以上より，今後の緩和治療（苦痛緩和のための鎮静）に対して，意思の相違が存在する．

" 治療の選択 "

- 終末期がん患者に対する苦痛緩和のための鎮静は，特定非営利活動法人日本緩和医療学会の『苦痛緩和のための鎮静に関するガイドライン』（以下，ガイドライン）[1]では次のように定義されている．

> ①患者の苦痛緩和を目的として患者の意識を低下させる薬剤を投与すること
> あるいは，
> ②患者の苦痛緩和のために投与した薬剤によって生じた意識の低下を意図的に維持すること

- また，この鎮静は深さと期間によって**表2**のように分類することができる．
- 鎮静方法の選択にあたっては，ガイドライン[1]において以下のように推奨している．

> 苦痛を緩和できる範囲で，意識水準や身体機能に与える影響が最も少ない方法を優先する．すなわち，一般的には，間欠的

鎮静や浅い鎮静を優先して行い，深い持続的鎮静は間欠的鎮静や浅い鎮静によって十分な効果が得られない場合に行う．

　ただし，患者の苦痛が強く，治療抵抗性が確実であり，死亡が数時間から数日以内に生じることが予測され，かつ，患者の希望が明らかであり，間欠的鎮静や浅い鎮静によって苦痛が緩和されない可能性が高いと判断される場合，深い持続的鎮静を最初に選択してもよい．

治療の経過

● 患者と夫は
- 患者と夫には「現在の呼吸困難の苦痛を和らげるためには，うとうとできるような薬剤を使用し，苦痛を感じにくくする治療が勧められる．しかし，うとうとすることにより，会話は難しくなり，呼びかけに目を覚ましにくくなることもある」と説明した．患者は，「最期は苦しくないようにしてほしい．眠った状態でもよいから苦痛なく，穏やかに逝きたい」と鎮静を希望した．また，夫は「がんばってきたから，もう苦しくないようにしてほしい」と願った．

● 長男・長女は
- しかし「いままでがんばってきたんだから，少しでも意識は保ってほしい．1日でも長く生きてほしい」と訴え，鎮静を行うことにより，意識がなくなり，会話ができなくなることに強い抵抗感を表出した．

ケアの選択

- 患者と家族の意思が異なるときの対応について，ガイドライン[1)]では以下のように示している．

　家族が患者に付添いのできる環境を整える．家族に十分な説明を行うなど，患者の苦痛や状態を家族が十分に理解できるように配慮したうえで，患者と家族が話し合い，ともに納得できる方法を見出すことができるよう支援する．また，意思の相違に影響していると考えられる家族の心理的要因（悲嘆や自責感など）に配慮した精神的支援を行う．

> 　患者と家族の意思が異なるために話し合いを続けている間，患者の意思が最大限尊重され，患者の益が最大になる手段を検討する．例えば，患者が深い持続的鎮静を希望しているが，家族の同意が得られない場合，浅い鎮静や間欠的鎮静により患者の苦痛を最小にすることを検討する．
>
> 　患者と家族の意思が一致しないまま患者に意思決定能力がなくなった場合，患者の価値観や以前の意思表示から患者の意思を推測できるよう家族を支援する．

- 家族の共通の望みは，「できるだけ長生きしてほしい」という望みと，「苦しませたくはない」という望みである．
- しかし，一般に苦痛の緩和目的の医療は，「命が短くなる」という誤解がもたれていることが多い．したがって，苦痛緩和のために鎮静を行うときは，それによって患者の命を極端に縮めることはないことを，しっかりと家族に説明する必要がある．
- ガイドライン[1]ではこれまでの観察的研究の結果により，終末期がん患者に対する適切な鎮静の施行においては，極端に生命予後を短縮することはないと示している．また，ガイドライン発表後のわが国の緩和ケア病棟における観察的研究では，鎮静後における呼吸・循環抑制は20%の患者で認められたが，致死的な状態に陥ったのは3.9%であったとしている．とくに，せん妄に対して鎮静が行われ，せん妄の程度の強い患者ほど有意に急な病態の変化が多く認められたと報告されている[2]．
- ケアについては，次の点をふまえ，方針を決めた．
  - 長男・長女の鎮静に対する躊躇は，これまで母親の介護を父親にすべて任せてきたことによる悲嘆や自責の念によるところが大きいと考えられた．したがって，家族がこのような想いを十分に表出できるように傾聴した．
  - また，長男・長女が患者に付き添えるよう調整した．患者に付き添うことにより，母親にいま，できることを見出すことが可能となり，一方で患者の苦痛をしっかりと受けとめることができるようになった．
  - そして，患者からは家族に伝えたいことを伝えることができるように，家族からは家族の想いを表現できるように，家族間の会話を促進し，最期の時間が意味ある大切なときとして，過ごすことができるように援助した．
- 鎮静を行う際には，まず間欠的鎮静や浅い鎮静を考慮し，患者と

家族の苦痛と希望を繰り返し評価し，治療法を決定していくことが重要である．

評価

- その後，この患者に対しては，呼吸困難が強いときに，ミダゾラム（ドルミカム®）5mg＋生理食塩液50mLを点滴し，間欠的鎮静を行った．全身状態の悪化とともに，患者の意識レベルは低下し，苦痛は和らいだため，持続的鎮静は必要にならなかった．長男・長女も母親と過ごす時間ができ，最期は穏やかに見送ることができた．
- 1967年，英国のロンドン郊外に，世界で初めての近代的ホスピスを創設したシシリー・ソンダース（Saunders DC）博士は，「人がいかに死ぬかということは，残される家族の記憶のなかにとどまり続ける．私たちは最期の苦痛の性質とその対処について，十分に知る必要がある．最期の数時間に起こったことが，残される家族の心の癒しにも悲嘆の回復の妨げにもなる」[3]と述べている．博士の言うように，患者の最期の時期に，適切な準備と配慮をもって，患者と家族を支えることは，ホスピスケアの最も重要なはたらきであり，看取り後の家族の想いも含めた鎮静時のケアを考えていくことが重要であると考えられる．

引用・参考文献
1）NPO日本緩和医療学会緩和医療ガイドライン作成委員会編：苦痛緩和のための鎮静に関するガイドライン2010年度版．金原出版，2010．
http://www.jspm.ne.jp/guidelines/sedation/sedation01.pdf（2012年9月5日閲覧）
2）Morita T, et al：Efficacy and safety of palliative sedation therapy：a multicenter, prospective, observational study conducted on specialized palliative care units in Japan. J Pain Symptom Manage, 30（4）：320～328, 2005.
3）Saunders DC: Pain and impending death. Textbook of Pain, 3rd ed. Wall PD,et al, eds, Cherchill Livingstone, p.861～868, 1994.

CASE STUDY

chapter 7 事例から考えるがん疼痛治療とケア

04 在宅医療への移行

> **Key Point**
> ● 在宅においても末期がん患者のがん疼痛治療の基本は変わらない．しかし，在宅の特性を考慮し，できるだけ単純化することが重要である．

患者紹介

患者	60歳台，女性
家族構成	夫，次男と3人暮らし．長男は結婚して別居しているが，しばしば来訪．
キーパーソン	夫
既往症	とくになし
主訴	腰痛
現病歴	● 200X年2月，A脳外科病院にて多発脳転移の診断．4月，B病院外科にて左肺がん（腺がん）の診断となった． ● 全脳照射を行ったが，化学療法を含め，ほかの治療は希望されず，緩和ケアへの移行となった． ● 11月に腰痛があり，PETにて多発脊椎転移の診断となり，B病院にてオキシコドン塩酸塩水和物（オキシコンチン®）が処方された．骨転移の痛みに対し，ゾレドロン塩酸塩水和物（ゾメタ®）の点滴を行った． ● 患者，家族ともに自宅で過ごすことを希望され，12月某日，当院より在宅緩和ケアを提供することとなった．
患者と家族の病状認識	● 前主治医より病気のことは詳しく説明されており，そのうえで患者は積極的な治療を希望されず，自宅で過ごすことを希望された．患者も家族もできるだけ自宅で過ごしたいという希望がある．
前医での処方	疼痛関係のみ（オキシコンチン®（20mg）1回1錠1日2回）

在宅緩和ケア移行時の患者の状態

- 日常生活動作（activities of daily living：ADL）は介助で歩行がやっとできる程度．意識状態は，会話はできるが傾眠がちになっている．
- 生命予後は数週間（1カ月以内）と考えられた．

在宅緩和ケア開始時のアセスメント

- 主に体動時に腰の痛みがある．オキシコンチン®は効いているようだが，前医で最近増量している．痛みの原因は骨転移によるものと考えられた．レスキュー・ドーズとして，前医でアセトアミノフェン（カロナール®），ジクロフェナクナトリウム（ボルタレン®サポ），オキシコドン塩酸塩水和物（オキノーム®）が処方されていたが，効果があるようである．傾眠傾向になっているのはオキシコンチン®の副作用と考えられた．

在宅緩和ケアにおける治療内容

在宅緩和ケア開始時
- 当初，前医から非ステロイド性消炎鎮痛薬（nonsteroidal antiinflammatory drugs：NSAIDs）の定期投与がなされていなかったため，
  - アセトアミノフェン末1回600mg1日4回
  - ロキソプロフェンナトリウム水和物（ロキソニン®）（60mg）1回1錠1日3回

  を開始した．また，全身状態の改善および鎮痛補助の目的で，
  - ベタメタゾン（リンデロン®錠）（0.5%）1回2錠1日1回（朝）

  も開始した．
  - レスキュー・ドーズとしては，ボルタレン®サポ（50mg）1個／頓，またはオキノーム®（2.5mg）1包／頓．

第15病日
- 在宅緩和ケア開始後1週間ほどして痛みは比較的落ち着いていたが，経口摂取が困難になりつつあったため，内服薬への経路変更を行った．

- ・オキシコンチン®（20mg）1回1錠1日2回をフェンタニルクエン酸塩（フェントス®テープ）2mgを1日1回に変更.
- ・レスキュー・ドーズはモルヒネ塩酸塩（アンペック®坐剤）（10mg）1個/頓とした.

第18病日
- その後，痛みが増強したことと，アンペック®坐剤が効果があることからフェントス®テープに加えて，モルヒネ塩酸塩水和物（モルヒネ塩酸塩注射液）の持続皮下注（continuous subcutaneous infusion：CSCI）を開始.
  - ・モルヒネ塩酸塩注射液（10mg）10アンプル＋ハロペリドール（セレネース®注）2mLを0.15mL/時にてCSCI（テルモ（株）のテルフュージョン®シリンジポンプを使用）（モルヒネ塩酸塩注射液の1日投与量としては30mg）
  - ・レスキュー・ドーズはPCA（patient-controlled anesthesia）を2回プッシュ（2時間分）.

第19病日
- その後，痛みというより全身の苦痛が増悪してきたため，家族の希望もあり，セデーション（鎮静）を行うこととなり，フェノバルビタール（フェノバール®注射液）によるセデーションを開始した.
  - ・フェノバール®注射液0.15mL/時にてCSCI（フェノバール®の1日投与量としては360mg）

第20病日
- 家族に見守られながら永眠される.

在宅緩和ケアにおける がん疼痛治療の特徴

- 前述したとおり，在宅緩和ケアにおけるがん疼痛治療の基本は入院あるいは外来におけるそれと同じである.
- しかしながら，在宅緩和ケアにおける特殊性も存在する．以下にそれらを要約した.

患者の苦痛を最初に把握するのは家族の役割である
- 病院であれば患者の苦痛をとらえるのは看護師であることが多いが，家ではその変化に家族に気づいてもらうことから始まる.
- したがって，医療従事者は家族に対して，今後起こりうる事柄をあらかじめ伝えておき，そのような変化が起こったら，いつでも

連絡してもらうようにする．

患者の苦痛に対して初期対応するのも家族の役割である

- 病院であれば，患者の変化に対応するのは医療従事者（主に看護師）であるが，家の場合はまず家族に対応してもらう必要がある．
- 医療従事者が臨時の訪問をすることもあるが，それまでの対応は家族にしてもらうことになる．痛みの場合であれば，レスキュー・ドーズの使い方を事前に家族に説明しておく．
- レスキュー・ドーズの基本は内服薬か坐薬になることが多いが，オピオイドのCSCIや持続静注を行っている場合は，必ずPCA機能（患者や家族がボタンを押すことによって，レスキュー・ドーズが自動的に投与される機能）付きのものを用いる．もちろん，家族だけで判断できないことが多いので，そのようなときにはいつでも担当の訪問看護師に連絡してもらう．

自宅は病院ではない（医療処置はできるだけシンプルに）

- 患者は最期の大切なときを過ごすために家族とともに自宅にいるのであって，治療を行うために家にいるわけではない．
- 病院では看護師が行う患者のケアも，在宅では大部分家族が行わなければならないので，ただでさえ過酷な状況の家族に，余計な負担を医療処置を行うために増やしてはいけない．そのために，管理が必要な医療機器などは極力使用しないようにすることが望ましい．

最終目標は安らかな看取り（セデーションは症状緩和の重要な手段）

- 終末期がん患者のケアの最終的な目標が安らかな看取りであることは，病院であっても在宅であっても同様である．
- しかし，在宅の場合にはとくに家族にとってそのことは重要である．なぜなら，もし患者が苦しんで最期を迎えたら，家族は落ち着いて付き添えないし，入院させたほうがよかったのではないかとあとで後悔することになるからである．
- したがって，患者が苦しまずに最期を迎えるために，終末期のセデーションをせざるをえないことがある．

在宅緩和ケアにおける疼痛治療の実際

- ホームケアクリニック札幌（以下，当クリニック）がかかわった患者のうち，がん疼痛治療が必要になったのは78.6％であり（表1），使用した薬剤を表2に示す．また，当クリニックがかかわり，在

表1 当クリニックにおける在宅緩和ケアの状況（2010年4月1日〜2012年3月31日）

この間に在宅緩和ケアを終了した患者	145人
在宅死	92人（63.4%）
その他の理由による中止	53人（36.6%）
がん疼痛治療を行った患者	114人（78.6%）
セデーションを行った患者	33人（22.8%）

表2 在宅緩和ケアにおいてがん疼痛治療のために使用された薬剤（当クリニック，2010年4月1日〜2012年3月31日）

がん疼痛治療を行った患者		114人
定期投与された薬剤		
オキシコンチン®		31人（27.1%）
モルヒネ徐放錠		4人（3.5%）
フェントス®テープ		37人（32.5%）
フェンタニル（デュロテップ®MTパッチ）		17人（14.9%）
アンペック®坐剤		2人（1.8%）
モルヒネ塩酸塩注射液	CSCI	30人（26.3%）
	持続静注	3人（2.6%）
	硬膜外	1人（0.9%）
フェンタニルクエン酸塩（フェンタニル®注）	CSCI	1人（0.9%）
	硬膜外	1人（0.9%）
複方オキシコドン（パビナール®注）	CSCI	3人（2.6%）
	持続静注	3人（2.6%）
フェンタニル製剤を使用した患者のレスキュー・ドーズの薬剤		
フェントス®テープまたはデュロテップ®MTパッチを使用した患者		52人
モルヒネ塩酸塩水和物（オプソ®）		8人（15.4%）
モルヒネ塩酸塩錠		1人（1.9%）
アンペック®坐剤		16人（30.8%）
オキノーム®		32人（61.5%）

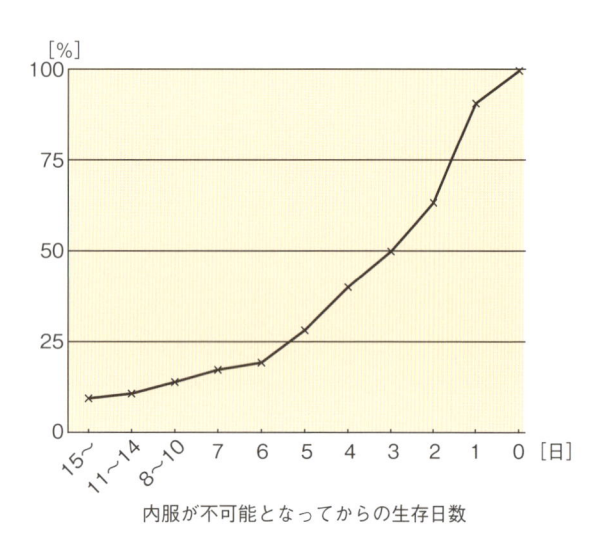

図1 終末期がん患者の内服からみたADLの変化
2010年4月1日〜2012年3月31日に当クリニックにて在宅緩和ケアを受け在宅死された94人についての検討．
（第17回日本緩和医療学会学術大会，神戸，2012年6月にて発表[2]）

宅死された終末期がん患者のうち半数は死亡する3日前まで内服が可能であったが，その後急速に内服ができなくなった（図1）．

- したがって，患者の状態の変化に対し，早めに内服薬投与の経路を変更する必要がある．

内服が可能な場合

- 患者が内服可能な段階では基本的にWHO（World Health Organization）の原則[1]に則って行う．しかし，最近ではがん疼痛治療でコデインリン酸塩はほとんど用いられない．
- すなわち，WHO（三段階）除痛ラダー✿1の第2段階を省略して，代わりにオキシコンチン®が用いられている場合が多くなっている．忘れてはならないのは，NSAIDsまたはアセトアミノフェンを併用しておくことである．

✿1_WHO（三段階）除痛ラダー[1]
WHOが提唱しているがん疼痛治療のための鎮痛薬の投与法．世界的にがん疼痛治療の標準となっている．三段階に分かれており，第一段階では主に非オピオイド，第二段階では軽度から中等度の強さの痛みに用いるオピオイド（標準薬はコデインリン酸塩），第三段階では中等度から高度の強さの痛みに用いるオピオイド（モルヒネ塩酸塩，オキシコドン塩酸塩など）を主に使用することが推奨されている．

- また，レスキュー・ドーズは基本的に経口投与でよいが，急な病状の変化で内服ができなくなることもあるため，あらかじめ坐剤によるレスキュー・ドーズも用意しておくことが望ましい．内服ができなくなってからの処方では間に合わないことが多い．

内服が困難になった場合

- 終末期がん患者が自宅で過ごす場合には，いずれ必ず経口薬投与が困難となるので，内服でオピオイドが投与されている患者に対しては，可能であればあらかじめフェンタニル貼付薬（フェントス®テープ，デュロテップ®MTパッチ）に切り換えておくことが望ましい．この場合，レスキュー・ドーズはアンペック®坐剤を使用する．
- ただし，経口でモルヒネ製剤（例：モルヒネ硫酸塩水和物徐放錠（MSコンチン®など））が使用されていた場合は，アンペック®坐剤の定期投与に切り換えることもある．

注射薬が必要になる場合

- フェンタニル貼付薬でコントロールが困難な場合，あるいは呼吸苦があってモルヒネ製剤が必要になる場合には，モルヒネ塩酸塩注射液の持続投与が必要になる場合がある．
- 中心静脈（central venous：CV）ポートがない場合，あるいはモルヒネ塩酸塩注射液の投与量が少ない場合には，テルフュージョン®シリンジポンプによるCSCIを行う．CVポートがある場合にはバルーンタイプのポータブルポンプを使用する（例：バクスター（株）のバクスターインフューザー，大研医器（株）のクーデックバルーンジェクターなど）．

在宅緩和ケアにおけるセデーションについて

- 在宅緩和ケアにおいて"安らかな最期"を迎えるためにセデーションは重要である．セデーションを施行するにあたっての倫理的原則は病棟の場合と同様である（Case study 3，154〜159ページ参照）．ここでは，当クリニックを例として方法のみ述べる（表3）．

セデーションの方法

- 在宅緩和ケアにおいては，医療従事者がリアルタイムで患者を観察することができないので，簡便性から坐剤やCSCIを用いることが多い．

表3 当クリニックにおけるセデーションの方法

対象：2009年1月1日〜2011年12月31日に最終セデーションを行って在宅死した患者34人（在宅死した患者の35.1%）	
①セニラン®坐剤のみ	11人
②フェノバール®注射液CSCI	7人
③セニラン®坐剤＋ワコビタール®坐剤	5人
④セレネース®注CSCI	3人
⑤ワコビタール®坐剤のみ	2人
⑤セニラン®坐剤＋ワコビタール®坐剤＋フェノバール®注射液CSCI	2人
⑦セレネース®注＋フェンタニル注CSCI	1人
⑦セニラン®坐剤＋ワコビタール®坐剤＋セレネース注®CSCI	1人
⑦ダイアップ®坐剤＋ワコビタール®坐剤＋フェノバール®注射液CSCI	1人
⑦セニラン®坐剤＋ワコビタール®坐剤＋フェノバール®注射液CSCI	1人

浅いセデーションを目的とした場合

- ブロマゼパム（セニラン®坐剤）（もしくはジアゼパム（ダイアップ®坐剤））：定期投与
  - セニラン®坐剤（3mg）：8〜12時間おきに投与
  - ダイアップ®坐剤（10mg）：同上
- セレネース®注のCSCI：0.1〜0.2mL/時

間欠的なセデーションを目的とした場合

- セニラン®坐剤を苦痛時に使用
- セニラン®坐剤およびフェノバルビタールナトリウム（ワコビタール®坐剤）（100mg）を同時に使用

深いセデーションを目的とした場合

- ワコビタール®坐剤1個を8〜12時間おきに投与（場合によってはセニラン®坐剤も併用する）
- フェノバール®1アンプル：100mg/1mLのCSCI
- 0.15mL/時（360mg/日）くらいから開始し，状況に応じて0.5mL/時（1200mg/日）まで増量する．フェノバール®は効果が発現するまで半日〜1日かかるので，導入にはセニラン®坐剤を併用することがある．

> ## 在宅緩和ケアにおける
> ## チームアプローチ

- 病棟であれば，医師と看護師がチームを組んで患者の変化に対して

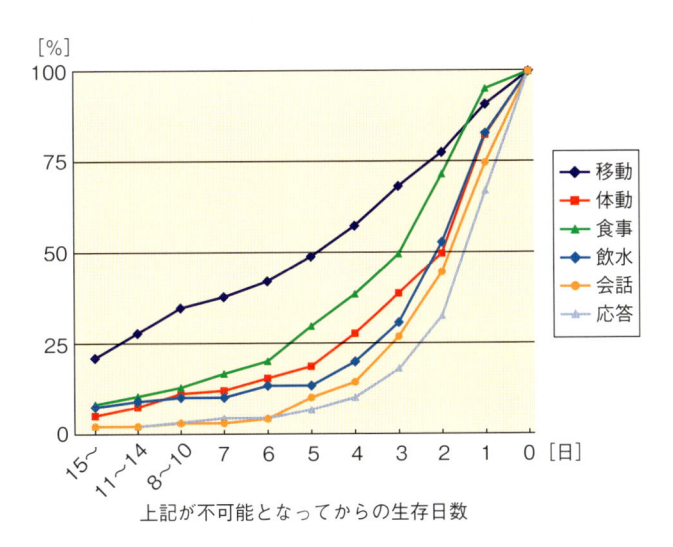

図2 終末期がん患者のADLの変化
2010年4月1日〜2012年3月31日に当クリニックで在宅緩和ケアを受け在宅死した94人についての検討.
(第17回日本緩和医療学会学術大会, 神戸, 2012年6月にて発表[2])

迅速に対応しやすい. しかしながら, 在宅では医師は在宅療養支援診療所に, 看護師は訪問看護ステーションにと別の事業所に属していることが多く, コミュニケーションがとりづらい(当クリニックでは, 訪問看護は院内の訪問看護師が行っている).

- また, 前述したとおり, 患者のそばにいるのは医療従事者でない家族なので, 患者の変化にすぐに気づかない可能性がある. このように, 病棟でのチームアプローチに比べて, 在宅でのチームアプローチには困難が伴う.

- 緩和ケアのチームアプローチの原則は,「一体化したチームアプローチ」ができるかどうかにかかっている. この原則は病棟であろうと在宅であろうと同じである. この「一体化したチームアプローチ」を構成する要素は, 以下①〜③のようになると思われる.
  ①症状緩和技術が高いレベルで均一であること
  ②迅速であること
  ③意思の疎通がよいこと

- 在宅緩和ケアチームが上記①〜③を達成できているかどうかの1つの目安は, 在宅死数と在宅死率(担当した患者のうち, どれだけ在宅で最期を迎えることができたかの割合)が高いことであるといわれている. なぜなら,「一体化したチームアプローチ」ができなければ, 終末期がん患者の在宅死を達成することは困難だからである.

- 在宅緩和ケアにおいて，家族にとっても医療従事者にとっても最も困難な時期は患者が死亡する1週間以内と考えられる．それはこの間に患者のADLが急速に低下し，病状が悪化するからである（図2）．したがって，在宅緩和ケアチームが「一体化したチームアプローチ」ができないとこの時期に患者を入院させざるをえないことになるであろう．

おわりに

- 在宅緩和ケアにおいて，患者のそばにいつもいるのは医療従事者ではなく家族である．したがって，患者の症状観察のかなりの部分を家族に担ってもらわなければならない．心身ともに疲れ果てている家族にさらなる負担を背負わせることになるので，その負担はできるだけ軽減しなければならない．医療従事者は，定期訪問以外に電話で様子を尋ねたりしながら，家族の精神的負担をできるだけ軽減することが重要である．
- 今後，わが国においてがん患者が最期まで家で過ごすことができるためには，各地域で「一体化したチームアプローチ」ができる在宅緩和ケアチームが生まれる必要があると思われる．

引用・参考文献
1) 武田文和訳：がんの痛みからの解放－WHO方式癌疼痛治療法．付：オピオイド鎮痛薬の規制ガイド 第2版．金原出版，1996．
   【原著】Cancer pain relief: with a guide to opioid availability, 2nd ed. World Health Organization, 1996.
2) 前野 宏：P76-2 在宅緩和ケアにおける終末期がん患者のADLの変化について．第17回日本緩和医療学会学術大会，抄録 p.520，2012．

CASE STUDY 05

chapter 7 事例から考えるがん疼痛治療とケア

終末期を迎えた小児がん患者

> **Key Point**
> - 再発・転移を繰り返して終末期を迎えた小児に対しては，ベッドの上でも健康な子どもと同じように過ごす時間を送れるよう，成人より早い時期からの症状緩和や家族ケアが必要である．
> - 家族も終末期ケアに参加し，満足感をもてた事例である．

患者紹介

患者	8歳，女児
家族構成	母30歳台，父30歳台，兄10歳台
現病歴	● 2歳9カ月で神経芽細胞腫 Stage Ⅳ（左副腎原発，頭蓋骨，胸椎，左右大腿骨，骨盤，骨髄転移）を発症． ● 3歳で自家骨髄移植を施行した．1年後に再発し，家族は治療の継続を強く希望し，当院へ転院した． ● 両親との話し合いを繰り返し，実験的ではあるが可能性のある積極的な治療を他院との連携により行うことを決心し，施行した． ● 6歳の再々発時にも，両親が希望したため同様の積極的治療を行った．
	● この治療後，腫瘍崩壊症候群により全身状態が致命的に悪化し，全身管理目的で当院へ転院した． ● 図1に臨床経過を示す．
本人への説明	● 前医では説明していない．当院転院時，「お腹に始まった病気のきょうだいのようなものがあちこちにできて，そのせいで痛みやしびれが出ている．かなり強い治療を何回もがんばったけれど，病気を治すのは難しそう．でも，痛いとか苦しいとかはできるだけないように約束をするよ」と，説明する．

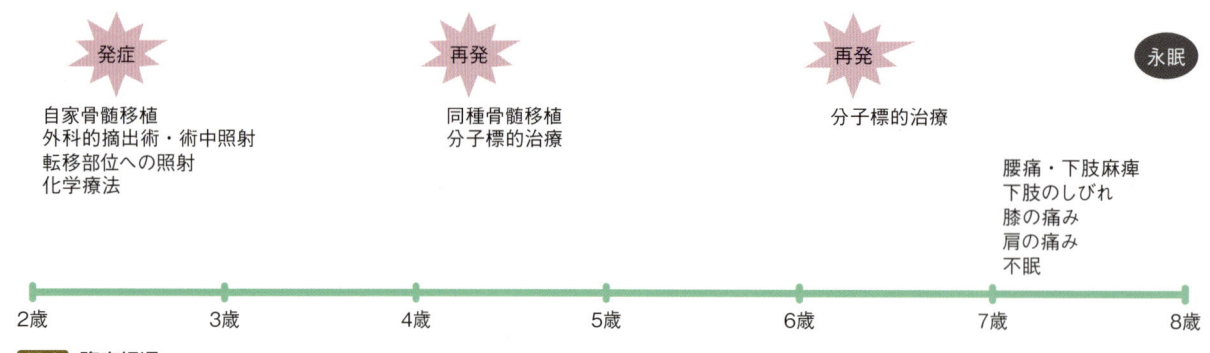

発症
自家骨髄移植
外科的摘出術・術中照射
転移部位への照射
化学療法

再発
同種骨髄移植
分子標的治療

再発
分子標的治療
腰痛・下肢麻痺
下肢のしびれ
膝の痛み
肩の痛み
不眠

永眠

2歳　3歳　4歳　5歳　6歳　7歳　8歳

図1 臨床経過
6歳の再々発時の治療後，腫瘍崩壊症候群※1により全身状態が致命的に悪化した．

痛みのアセスメント

不眠
- 転院当初は，家族が終日付き添いをしていたが，全身状態の改善とともに，留守番をしている兄のために夜間は家族が帰宅するようになってからの不眠であり，不安に伴うものと考えられた．

右肩の痛み
- 夜間の不眠時に，右肩の痛みを訴えることが多くなった．以前の画像検査（MIBGシンチグラフィ）※2 から，骨転移痛と考えられたが，日中の訴えは少なかった．
- 不安に伴う痛みの閾値の低下や，同じ姿勢で寝ることによる痛みの増強が考えられた．

右膝の痛み
- 右肩と同様に骨転移痛と考え，肩の痛みに有効であったNSAIDs（nonsteroidal antiinflammatory drugs）を増量したり，オピオイドの投与を併用したが効果がなく，疼痛コントロールに難渋していた．

腰の痛み，下肢のしびれ，感覚麻痺（触られると冷たい）
- 右膝の痛みの症状緩和に苦慮しているうちに，下肢全体のしびれや，触っても感じない，触られると冷たいと訴えるようになった．
- また，腰部に鈍痛を訴えはじめたために，腰・仙椎のMRI（magnetic resonance imaging）を施行した．図2に示したとおり，腰椎・仙椎内に転移性腫瘍を認め，下肢の症状は神経障害性疼痛によるものと考えた．

※1_**腫瘍崩壊症候群**　抗がん薬治療や放射線治療などで，がん細胞が短時間に大量に壊れることで起こる症候群．主にがん細胞が壊れる際に，核酸からの代謝産物により腎不全や呼吸不全を引き起こす．

※2_**MIBGシンチグラフィ**　カテコールアミン産生細胞（褐色細胞腫，神経芽細胞腫，正常甲状腺）に取り込まれるノルアドレナリンの類似物質であるMIBG（メタヨードベンジルグアニジン：metaiodobenzyl guanidine）を放射性ヨード（^{131}I）で印をつけて投与する．集積している場所をガンマカメラを用いて撮影し，診断に用いる．

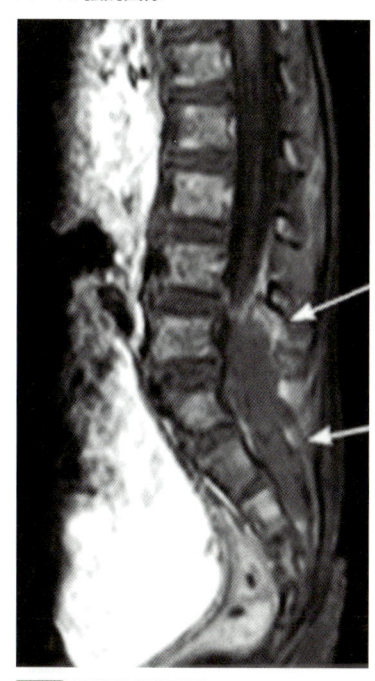

A：T1 強調画像　　B：T2 強調画像

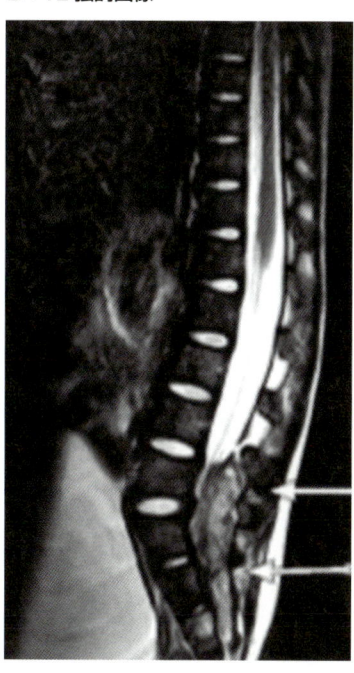

図2　腰部 MRI 所見
硬膜外腫瘍（→）を認める．第4腰椎から仙骨（第3仙椎辺りまで）にかけて硬膜を後ろから取り囲むように広がっている．

嘔気

- オピオイドを開始したころより嘔気が出現したので，オピオイドの副作用と考えられた．
- また，MIBG シンチグラフィでは，腹腔内転移性腫瘍塊の増大を認めていたので，これによる消化管の通過障害が嘔気の原因とも考えられた．

腹痛

- 経過中を通して鈍い腹痛はあったが，オピオイドの増量により軽快していた．終末期にはとくに強い腹痛を訴えた．
- 腹腔内腫瘍そのものの痛みに加え，腹腔内播種による消化管イレウスのための痛みなどが考えられた．

治療の選択・経過（図3）

不安による不眠

- 転院当初の不眠については，全身状態の改善が得られた段階で投薬をできるだけ整理し，経口投与に切り替えて外泊を積極的に勧

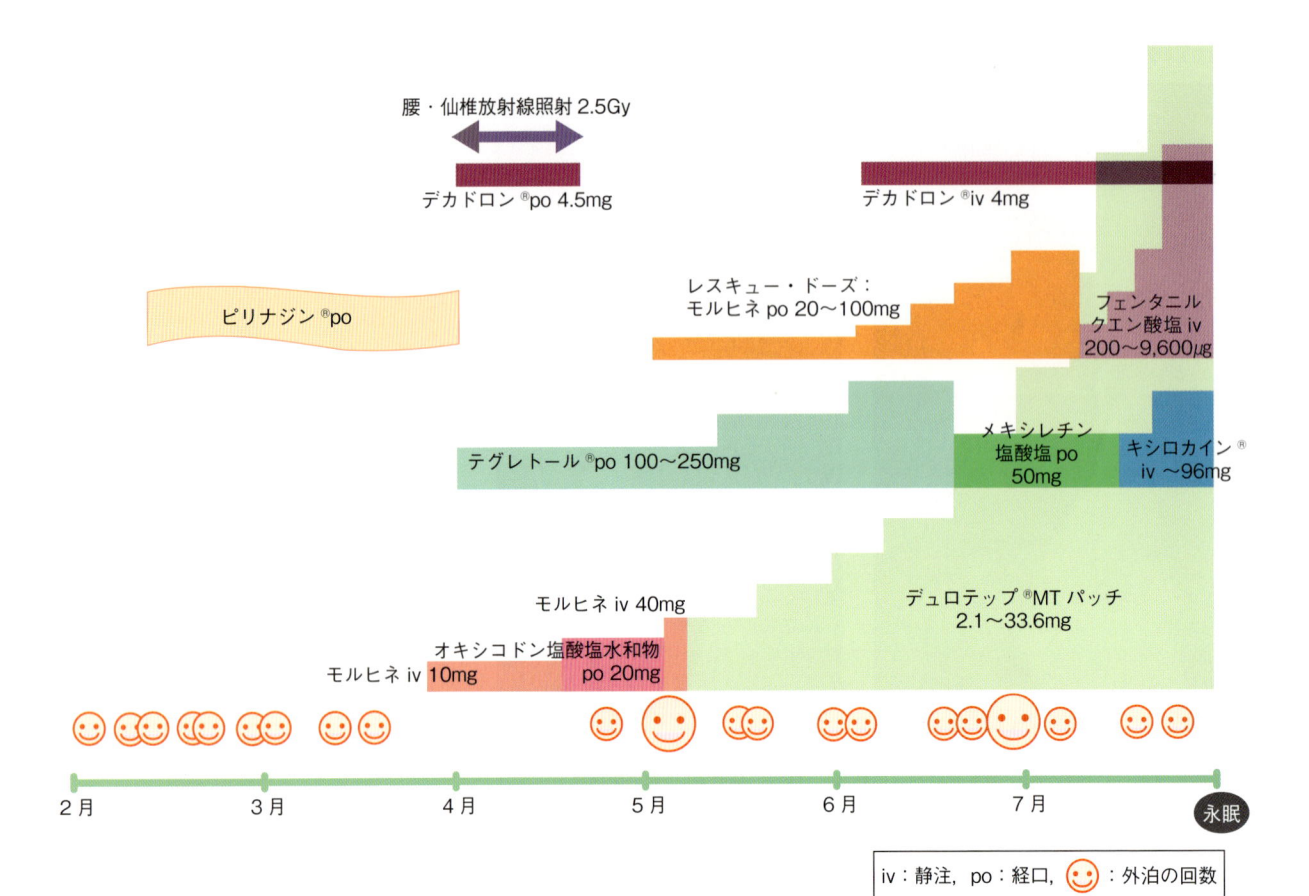

図3 痛みの治療経過（体重17kg）

- める努力をしたところ，自宅では入眠は速やかだった．
- しかし，自宅が遠方であることを理由に在宅ケアを家族は望まなかった．そのため，症状が進行して外泊が頻回に実施できなくなってからは，ハロペリドール（セレネース®）を眠前に投与したことで，夜間の不穏は軽減され，母親も実感できていた．

骨転移痛による右肩の痛み

- ベッドの向きを変えて入室者の顔が無理のない姿勢で見えるようにした．また寝る姿勢を変えたり，エアマットを利用することにより右肩を下に臥床している際の圧迫を軽減した．
- 外泊時，入眠できていれば痛みの訴えは少なかったが，徐々に日中の痛みも増強したために，頓用の内服で有効だったアセトアミノフェン（ピリナジン®）を定時内服にした．
- 体動時の痛みには，さらに頓用の内服を行うことで軽快していた．
- 初発時に骨転移をきたしていた各部位の痛みが激しくなり，オピオイドの持続投与を行い，鎮痛効果は有効であった．しかし，嘔気が

持続したので，フェンタニル貼付薬（デュロテップ®MTパッチ）に変更したところ，疼痛緩和は良好で吐き気も消失した．
- また，骨転移痛に対して，月1回のビスホスホネート製剤（ゾメタ®）の定期投与も併用した．

神経障害性疼痛による下肢のしびれ・感覚麻痺

- MRI所見（図2）で，神経管内への浸潤を認めた腰・仙椎部に，症状緩和目的の放射線治療を行った．同時に，腫瘍による神経圧迫や照射による神経浮腫（神経のむくみ）の軽減目的で，デキサメタゾン（デカドロン®）の併用も行った．
- さらに，神経障害性疼痛に対して，抗痙攣薬（カルバマゼピン（テグレトール®））も併用した．
- しびれは，放射線照射数日後から徐々に改善し，照射終了後，デカドロン®を漸減中止しても，症状の再燃は認めなかった．
- 約1カ月半後から下肢の違和感が再燃し，テグレトール®の増量とデカドロン®の併用によって一時的には改善をした．その後，リドカイン塩酸塩（キシロカイン®）の持続投与に変更したところ，下肢のしびれ感は軽快した．

オピオイド副作用による嘔気

- デュロテップ®MTパッチに切り換えるまでは，ドンペリドン（ナウゼリン®）の定期内服やプロクロルペラジンメシル酸塩（ノバミン®）の点滴注射で改善した．
- また，便秘による嘔気を予防するために，オピオイドの開始ともに，緩下薬の定期内服で軟便にする管理を心がけるようにしたところ，嘔気の増悪は認めなかった．

腹痛

- 終末期の腹痛では，ときにオピオイドのレスキュー・ドーズでも改善しない強い痛みを訴えるようになったために，消化管イレウスによる腹痛を考えて，オクトレオチド酢酸塩（サンドスタチン®）の投与を行った．最期の3日間の投与であったが，家族は有効であったと評価していた．

〝 ケアの選択 〟

- 自立心が強い女児で，体動時にどんなに痛みがあっても，おむつやベッド上での排泄を嫌ったため，オピオイドを事前に投与することにより，できるだけ痛みがなくポータブルトイレへ移動でき

表1 病状アセスメント

年齢	痛みの評価
乳児～2歳	行動や生理学的反応（非特異的） 表情，心拍数，姿勢など
3歳前後	簡単な自己報告が可能
6歳以上	smiling face scale など
7歳以上	visual analog scale など （例：痛みなし：0～最悪の痛み：10）

るようにするなど，本人の希望どおりの生活ができるように心がけた．
- 日中，好きな手作業中は自覚症状が軽減していた．終末期に右手の麻痺が出現してからは，作業療法士と相談し，介助を得ながらも本人が左手でできる手作業を工夫した．また，達成感をもたせられるような日中の過ごし方を母親とともに考えた．
- 兄を含めた家族との十分な時間を確保するために，積極的に外泊を勧め，経静脈投与の薬を経口に速やかに切り替えられるような投薬の選択を心がけた．

評価

- 痛みの治療効果判定に，当初患児用にフェイススケールを作製して利用した．しかし，繰り返し尋ねられているうちに，スケールの絵を見ただけで不機嫌になるようになり，主観的評価の継続は困難であった．
- そこで，乳幼児期に用いるような姿勢・表情から介護者が評価する方法（表1）に切り替えた．
- 外泊中も含めて母親の症状評価は的確であり，その意見を反映して終末期の鎮痛薬の増量を判断することで，痛みのコントロールは順調だった．
- 母親が，終末期ケアに積極的に参加できたという満足感を感じておくことは，とても大切である．
- 一方で，医療行為による症状緩和に難渋している際に，患者・家族の期待に応えられない医療従事者のストレスは強かったものの，薬物療法以外の介入（マッサージ，冷・温罨法，部屋の飾りつけを考える気分転換など）を，家族と考えるように心がけることで対処した．

- 子どもの表現力には年齢により限界があるので，痛みの種類を判断する情報収集に苦労した．
- 医療従事者は，多くの可能性を前もって予測し，十分な理学所見をとることを怠らないようにし，症状のアセスメントをする努力が必要である．

まとめ

- 小児の終末期における緩和医療は，使用できる薬物やコミュニケーションの方法などに多くの限界はある．
- しかし，おそらく成人より早い時期からトータルケアとして症状緩和や家族ケアの重要性を唱えられてきたのは，対象は少ないながらもこの小児領域では重要であるためと思われる．このことを忘れずに，すべての子どもたちの症状緩和に十分な努力が注がれることを願いたい．

CHAPTER 8

薬物の安全な
取り扱いと対策

Chapter 8 薬物の安全な取り扱いと対策

01 麻薬の取り扱い

> **Key Point**
> - 緩和ケア領域で使用される薬物は，痛みをとるために医療用麻薬である頻度が明らかに高い．
> - 薬物を安全に取り扱うためには，法律に従った安全な管理が必要である．法的な解釈と実際の管理方法について理解し，薬物を有効に使用するために安全な管理が必要である．

麻薬使用の目的と適応

- 麻薬とは，「中枢神経に作用して精神機能に影響を及ぼす物質であって，依存性があり，乱用された場合の有害性が強いとされるものが該当し，『麻薬及び向精神薬取締法』において，モルヒネ，コデイン，ペチジン，コカイン等が規定されている」[1]ものである．
- がん患者の痛みを緩和するためには，モルヒネなどの医療用麻薬の適正な使用が大きな役割をもつことが，世界保健機関（World Health Organization：WHO）のレポートなどで指摘されている．麻薬の種類も錠剤や注射だけでなく，坐剤，貼付薬，水剤など，患者の多種多様な状態に対応した使用が可能となっている．
- 麻薬は，基本的には激しい疼痛を伴う各種がんにおける鎮痛に使用される．麻薬はWHO方式がん疼痛治療法に従い使用すれば薬物依存も起こらず，疼痛緩和とともに安楽やQOL（quality of life）の向上もはかれる．そのほか，一部の麻薬は激しい咳嗽発作における鎮咳，激しい下痢症状の改善および手術後などの腸管蠕動運動の抑制にも使用される．
- また最近では，厚生労働省から『医療用麻薬適正使用ガイダンス－がん疼痛治療における医療用麻薬の使用と管理のガイダンス－』[2]がインターネットでも公開されている．最新の情報はそちらでも入手することが可能となっている．

麻薬の作用

- 医療用麻薬で最も使用されるモルヒネの薬理作用は，中枢神経系への作用（中枢作用）と消化管平滑筋への作用，末梢受容体への作用（末梢作用）が中心である．中枢作用は鎮痛，気分の高揚，催眠，鎮咳，呼吸抑制などである．末梢作用は腸管，膀胱などの平滑筋の緊張を亢進させ，便秘や腹満，排尿困難の原因となることがある．
- 投与中は，頻回に鎮痛効果と副作用を観察し，痛みに応じて必要な投与量の調整を行う．また，確実な副作用対策が重要である．

麻薬の管理方法

- 麻薬の保管に関しては，麻薬及び向精神薬取締法（第33条，第34条）により，診療施設で管理する麻薬は，診療施設内に設けた鍵をかけた堅固な設備内に保管しなければならない，と規定されている．また，実際に患者に使用した場合は，診療録に施用した量（たとえば麻薬注射の場合は，実際に使用した施用量）を記載する（同法第41条）．
- 使用後の返却については，麻薬注射の場合は，施用した量を処方箋の所定の箇所に明記し，残量がある場合，その残りを使用後アンプルに添えて返品する．内服・外用麻薬の場合，不要となった麻薬は，残数を処方箋に明記し残りとともに返却する．
- 廃棄する際には，麻薬の品名・数量・廃棄方法などを記載した届出書を管轄する都道府県知事に提出する必要がある．万一，紛失や盗取，破損，流失などの事故が発生した場合は，すみやかに事故届け（図1）を都道府県知事に提出しなければならない（同法第35条）．
- このように，麻薬がほかの薬物と区別して麻薬及び向精神薬取締法などで示されるさまざまな規定に基づき管理を徹底される理由は，毒薬・向精神薬と同様，間違って必要のない患者に使用することで事故につながるのを防ぐためであり，また，乱用，不正使用，病院外への不正な流通などを防止するためである．

免許証の番号	第　　号	免許年月日	
免許の種類			
麻薬事務所	所在地		
	名　称		
事故が発生した麻薬	品　名		数　量
事故が発生した状況 [事故発生年月日 場所、事故発生の種類]			

上記の通り、事故が発生したので届け出ます。

平成　　年　　月　　日

住　所

氏　名　　　　　　　　印

東京都知事殿

図1　麻薬の事故届け用紙（東京都福祉保健局『麻薬取扱いの手引き』より）
麻薬の品名，数量，事故の状況を明記し，すみやかに届け出なければならない．

麻薬管理の実際

- 麻薬の管理方法は，以上のように麻薬及び向精神薬取締法により取り決めが行われているが，詳細な運用には施設によって若干の違いがある．
- ここでは，聖路加国際病院での管理方法の実際を説明する．
  ①薬剤部から払い出される麻薬は内服・外用薬および注射ともに，医師が発行した処方箋と薬剤部で受け付けた控えを照合し，薬剤部窓口でのみ受け渡しを行っている．
  ②病棟などで麻薬を施用した後は，必ず診療録（電子カルテ）に施用量を記録（注射麻薬は施用した数量をmL単位で，内服・外用麻薬は施用した数量を記録）する．
  ③薬袋には施用した実績（使用日時や数量）を記入し，残数の確

認を行っている．
　④薬剤部への返却時には，処方箋に返却残数（注射の場合は残液量をmL単位で記載），返却理由を記入して返却者がサインし，返却薬（注射の場合は使用済みの空アンプルも）を添えて，薬剤部窓口で薬剤師とこれらを確認し，返却する．
- 以上の方法で，麻薬が病棟に払い出されてから使用・返却されるまで絶えずチェックを行い，麻薬に関連した事故が起こらないように管理の徹底をはかっている．

引用・参考文献
1) 国際委員会英文薬事情報タスクフォース：日本の薬事行政（March 2012）．日本製薬工業会．
2) 厚生労働省：医療用麻薬適正使用ガイダンス－がん疼痛治療における医療用麻薬の使用と管理のガイダンス－．
　　http://www.mhlw.go.jp/bunya/iyakuhin/yakubuturanyou/other/iryo_tekisei_guide.html（2012年9月5日閲覧）

Chapter 8 薬物の安全な取り扱いと対策

02 毒薬・向精神薬の取り扱い

> **Key Point**
> - 緩和ケア領域では，精神的な側面を管理するため向精神病薬を使用する頻度も高くなる．
> - 毒薬・向精神薬は，薬物を誤って使用したときのリスクの大きさから適正使用がとくに求められている．各種法律によってその管理方法は規定されており，各施設においてそれらに則った管理がなされ運用されている．
> - 薬物を安全に取り扱うために，麻薬及び向精神薬取締法に従った安全な管理が必要である．法的な解釈と実際の管理方法について理解し，薬物を有効に使用するために安全な管理が必要である．

毒薬・向精神薬の定義とその管理方法

毒薬の定義と管理方法

- 毒薬または劇薬は，「人又は動物の身体に摂取・吸収され，又は，外用された場合，有効量が致死量に近い，蓄積作用が強い，薬理作用が激しいなどのため，人又は動物の機能に危害を与え，又は，そのおそれがあるものとして厚生労働大臣の指定する医薬品」[1]である．
- 毒薬または劇薬は最も作用の強い危険性の高い薬物で，生命の維持に大きな影響を及ぼすもので，その取り扱いには十分な知識と経験が必要となる．薬事法で毒薬・劇薬は，品目別に具体的に定められているが，指定の基準はおおむね表1[2]のとおりである．これらのいずれかに該当するときに，毒薬または劇薬に指定される．
- 毒薬または劇薬の管理方法については，薬事法でその特徴および包装を明確にし（第44条[*1]），他の薬と区別して貯蔵し陳列すること，毒薬は鍵のある場所に保管すること（第48条[*2]）が規定されている．

[*1] **薬事法第44条** 容器，被包への表示について，毒薬は「直接容器又は直接の被包に，黒地に白枠，白字をもって，その品名及び『毒』の文字を記載」，劇薬は「直接の容器又は直接の被包に，白地に赤枠，赤字をもって，その品名及び『劇』の文字を記載」しなければならない，と規定している．

[*2] **薬事法第48条** 貯蔵及び陳列について，「他の物と区別して，貯蔵し，又は陳列しなければならない」「毒薬を貯蔵し，又は陳列する場所には，かぎを施さなければならない」と規定している．

表1 毒薬・劇薬の指定の基準[2]
・急性毒性の強いもの（急性毒性の強弱は50％致死量（LD50mg/kg）をもって判断される．すなわち，毒薬は経口投与の場合30mg以下，皮下注射の場合は20mg以下，静脈注射の場合は10mg以下，劇薬は経口投与の場合300mg以下，皮下注射の場合は200mg以下，静脈注射の場合は100mg以下の値を示すものが指定される） ・慢性毒性の強いもの（原則として，動物に薬用量の10倍以下の長期間連続投与で，機能又は組織に障害を認めるもの） ・安全域の狭いもの（同一投与法による致死量と有効量の差が小さいもの） ・臨床上中毒量と薬用量が極めて接近しているもの ・臨床上薬用量において副作用の発現率の高いものまたはその程度が重篤なもの ・臨床上蓄積作用が強いもの ・臨床上薬用量において薬理作用が激しいもの
【参考】 ・致死量：その量を超えて曝露されると死に至る量のこと．ある物質をある状態の動物に与えた場合，その半数が死に至る量である半数致死量，LD50（50％ lethal doseの略）が用いられることが多い． ・有効量：その薬物の特性（主作用）が現れる投与量のこと ・中毒量：その薬物の服用により生体に中毒症状を発現させる量のこと ・薬用量：通常，治療に使用される成人量．単に用量ということが多い

向精神薬の定義と管理方法

- 向精神薬は，「中枢神経系に作用して精神機能に影響を及ぼす物質のうち，依存性があり，かつ乱用された場合に有害性が麻薬，覚せい剤より低いもの」[1]をいう．

- 「向精神薬に関する業務に従事する者が実地に盗難の防止につき必要な注意をする場合を除き，かぎをかけた設備内で行わなければならない．」（麻薬及び向精神薬取締法施行規則第40の2）とされている．

管理の徹底

- 以上のように，毒薬・向精神薬が他の薬と区別して薬事法や麻薬及び向精神薬取締法で示される規定に基づき管理を徹底される理由は，毒薬が，間違って必要のない患者に使用することで事故につながるのを防ぐためであり，向精神薬に関しては，乱用，不正使用，病院外への不正な流通などを防止するためである．

毒薬・向精神薬の管理の実際

- 毒薬・向精神薬の管理方法は，薬事法や麻薬及び向精神薬取締法により取り決めが行われているが，詳細な運用には施設によって若干の違いがある．

A

```
                    PRN 注射　払い出し票
              号室                       施用日　2012 年　　月　　日
患者 ID
              殿
生年月日                          性別：男
年齢：
体重：52.500kg（2012 年 X 月 28 日現在）
診療科
オーダ日時：2012 年 X 月 27 日 22 時 49 分
オーダ医師名：
1．IVD（点滴）
 劇　ペンタジン注射液（15mg/1mL）　15mg
　　大塚生食注 TN（50mL）　　　　　50mL
　　オーダ有効日：2012 年 X 月 30 日（木）
                          疼痛時
                        ＊＊以下余白＊＊
```

B

```
                    PRN 注射　払い出し集計表                    薬剤師印
病棟名　7E
施用日　2012 年 X 月 27 日～2012 年 X 月 28 日
原番 | 保区 |        薬品名          | 数量 | 単位
＊＊＊|      | ペンタジン注射液（15mg） |  1   |
＊＊＊|      | 大塚生理食塩液注 TN（50mL）|  1  |
```

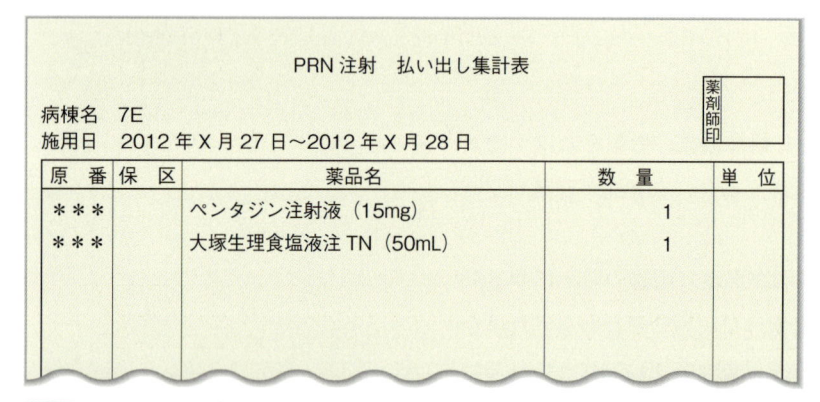

図1　毒薬・向精神薬の払い出し票（A），払い出し集計表（B）（聖路加国際病院）
毒薬・向精神薬については，薬品の一覧表（払い出し票）を作成し，病棟管理者と搬送者との間で，受け渡しの確認を行っている（PRN は必要時の意）．

- ここでは，聖路加国際病院での管理方法の実際を説明する．
  ①薬剤部では，オーダされた毒薬・向精神薬の注射が実際に病棟に払い出されたことを確認するために，搬送された薬品の一覧表を作成し，払い出し票として取り扱っている（図1）．
  ②病棟では，処方された薬物は，搬送者から病棟管理者に直接渡され，払い出し票で患者氏名，薬物名，用法，用量の確認と，受領者サインの確認を実施する．
  ③搬送された薬物は，所定の金庫に保管される．
  ④病棟でのストック薬の管理では，薬物の定数管理表（図2）を用いて，各シフト交替時に残数をダブルチェックする．
- 以上の方法で，病棟からの不正請求，薬剤部での払い出しミス，搬

薬品名	ICU	月(/)	火(/)	水(/)	木(/)	金(/)	土(/)	日(/)
アルフォナード注 250 mg	1							
サクシン注射液2% 100 mg 5 mL	1							
ファンギゾン®50 mg	1							
マスキュラックス®静注用 4 mg	10							
マスキュラックス®静注用 10 mg	40							
ミオブロック注射液 4 mg 2 mL	20							
ミリスロール®注 5 mg 10 mL	10							
ミリスロール®注 50 mg 100 mL	5							
ハルシオン®0.25 mg	3							
ベゲタミン®錠-B	3							
ベンザリン®錠 5 mg	3							
ホリゾン®錠 2 mg	3							
ホリゾン®錠 5 mg	3							
ユーロジン錠®2 mg	3							
ドルミカム®注 10 mg	100							
ネンブタール注射液5% 50 mL	1							
10%フェノバール®注 1 mL	5							
ペンタジン®注射液 15 mg 1mL	5							
ペンタジン®注射液 30 mg 1mL	3							
ホリゾン®注射液 10 mg 2 mL	5							
レペタン®注 0.2 mg 1mL	5							
ロヒプノール®注 2 mg 1mL	5							
レペタン®坐剤 0.2 mg	5							
ワコビタール®坐剤 50 mg	6							
合　　計	246							
責任者サイン								
勤務交代時受けサイン(送り)								
勤務交代時受けサイン(受け)								

図2　毒薬・向精神薬の定数管理表（聖路加国際病院）
病棟での使用を把握するために，定数管理表を使用して各シフト交替時にストック薬残数を記入し，ダブルチェックしている．

送中の盗難，病棟での紛失，病棟での誤った返却などを防止し，毒薬・向精神薬の管理の徹底をはかっている．

引用・参考文献
1) 国際委員会英文薬事情報タスクフォース：日本の薬事行政（March 2012）．日本製薬工業会．
2) 厚生労働省行政情報医薬発 第243号：医薬品の範囲に関する基準の改正について．平成13年3月27日．

薬品名	ICU	月（　／　）	火（　／　）	水（　／　）	木（　／　）	金（　／　）	土（　／　）	日（　／　）
アルフォナード注 250 mg	1							
サクシン注射液2% 100 mg 5 mL	1							
ファンギゾン®50 mg	1							
マスキュラックス®静注用 4 mg	10							
マスキュラックス®静注用 10 mg	40							
ミオブロック注射液 4 mg 2 mL	20							
ミリスロール®注 5 mg 10 mL	10							
ミリスロール®注 50 mg 100 mL	5							
ハルシオン®0.25 mg	3							
ベゲタミン®錠-B	3							
ベンザリン®錠 5 mg	3							
ホリゾン錠®2 mg	3							
ホリゾン錠®5 mg	3							
ユーロジン錠®2 mg	3							
ドルミカム®注 10 mg	100							
ネンブタール注射液 5 % 50 mL	1							
10%フェノバール®注 1 mL	5							
ペンタジン®注射液 15 mg 1mL	5							
ペンタジン®注射液 30 mg 1mL	3							
ホリゾン®注射液 10 mg 2 mL	5							
レペタン注 0.2 mg 1mL	5							
ロヒプノール注 2 mg 1mL	5							
レペタン坐剤 0.2 mg	5							
ワコビタール®坐剤 50 mg	6							
合　　計	246							
責任者サイン								
勤務交代時受けサイン（送り）								
勤務交代時受けサイン（受け）								

Resource

がん疼痛治療に使用する主な薬物一覧

Resource がん疼痛治療に使用する主な薬物一覧

オピオイド鎮痛薬

一般名	商品名	規格	これだけは知っておきたい特徴
モルヒネ塩酸塩水和物	モルヒネ塩酸塩水和物 （第一三共（株））	原末	・速効性製剤でありレスキュー・ドーズとして使用可能 ・味は苦い
	モルヒネ塩酸塩錠	10mg	
	オプソ® 内服液 （大日本住友製薬（株））	5mg 10mg	・速効性製剤でありレスキュー・ドーズとして使用可能 ・柑橘系味の水剤スティック包装で携帯しやすい製剤
	アンペック® 坐剤 （大日本住友製薬（株））	10mg 20mg 30mg	・定期的投与の場合は1日3回，8時間おきに投与 ・レスキュー・ドーズとしても使用可能 ・油脂性基剤
	パシーフ® カプセル （武田薬品工業（株））	30mg 60mg 120mg	・徐放性顆粒と速放性顆粒を組み合わせた1日1回製剤 ・脱カプセル可能
	モルヒネ塩酸塩注射液（1%）	10mg/1mL 50mg/5mL	・持続静注や持続皮下注に使用することができる
	モルヒネ塩酸塩注射液（4%） （第一三共（株））	200mg/5mL	
モルヒネ硫酸塩水和物	MSコンチン® 錠 （塩野義製薬（株））	10mg 30mg 60mg	・徐放性製剤のため，粉砕不可
	カディアン® カプセル （大日本住友製薬（株））	20mg 30mg 60mg	・食事の摂取により，モルヒネの最高血中濃度到達時間（T_{max}）が遅延する場合があるが，吸収量に影響はない ・脱カプセル可能（カプセルの中は球状粒剤で粉砕不可）
	カディアン® スティック粒	30mg/包 60mg/包 120mg/包	
	ピーガード® 錠 （田辺三菱製薬（株））	20mg 30mg 60mg 120mg	・粉砕不可 ・食事の影響にてモルヒネの吸収量低下（食間投与）

オピオイド鎮痛薬

一般名		商品名	規格	これだけは知っておきたい特徴
モルヒネ硫酸塩水和物		モルペス®細粒 (2%) （藤本製薬（株））	20mg/g 10mg/包	・甘味剤でコーティングされた徐放性細粒 ・経管投与可能 ・溶解は容器への吸着を防ぐため、経腸栄養剤や乳製品で懸濁後20分以内に使用
		モルペス®細粒 (6%)	60mg/g 30mg/包	
オキシコドン塩酸塩水和物		オキシコンチン®錠 （塩野義製薬（株））	5mg 10mg 20mg 40mg	・徐放性製剤 ・1日2回、12時間ごとに定時投与 ・粉砕不可 ・ゴーストピル（基剤）が便とともに排出されることがある
		オキノーム®散 （塩野義製薬（株））	2.5mg/包 5mg/包 10mg/包	・速放性製剤 ・定時投与の場合は6時間ごとに投与 ・レスキュードーズとして使用可 ・味は甘い（甘味料として麦芽水アメ、D-マンニトール含有） ・水に溶けやすい
		パビナール®注 （武田薬品工業（株））	1mL	・持続静注、持続皮下注で開始 ・1mL中にオキシコドン塩酸塩水和物8mgとヒドロコタルニン塩酸塩水和物2mgを配合 ・近年ヒドロコタルニンの配合には意味が見出せないとの見解あり
		オキファスト®注 （塩野義製薬（株））	10mg 50mg	・2012年5月に発売となったオキシコドン単味の注射剤 ・静脈内投与と皮下投与の換算は同等と報告されている ・経口オキシコドンからの変更は、経口オキシコドン1日投与量の3/4倍の投与量が必要 ・モルヒネの持続静脈内投与からの変更は、モルヒネ製剤1日投与量の1.25倍の投与量が必要
フェンタニル	3日製剤	デュロテップ®MTパッチ （ヤンセンファーマ（株））	2.1mg 4.2mg 8.4mg 12.6mg 16.8mg	・3日ごと(約72時間)に貼り替えて使用 ・貼付部位の温度上昇で血中濃度上昇 ・マトリックス製剤であり、エタノールを含有していない ・剥離してからフェンタニルの血中濃度が半減するのに17時間程度かかるので注意
	1日製剤	フェントス®テープ	1mg, 2mg, 4mg, 6mg, 8mg	・1日(24時間)ごとに貼り替えて使用 ・貼付部位の温度上昇で血中濃度上昇
		ワンデュロ®パッチ	0.84mg, 1.7mg, 3.4mg, 5mg, 6.7mg	

オピオイド鎮痛薬

一般名	商品名	規格	これだけは知っておきたい特徴
フェンタニル（フェンタニルクエン酸塩）	フェンタニル注射液	0.1mg/2mL 0.25mg/5mL	・2004年に保険適応が拡大され，がん性疼痛に使用できるようになった ・デュロテップ®MTパッチ使用中のレスキュー・ドーズとして使用することができる

非オピオイド鎮痛薬

一般名	商品名	規格	これだけは知っておきたい特徴
トラマドール塩酸塩	トラマール®カプセル（日本新薬（株））	25mg 50mg	・WHO方式がん疼痛治療法の第2段階薬群に分類されている ・コデイン類似の合成化合物 ・μオピオイド受容体に対する弱い親和性と，セロトニン・ノルアドレナリン再取り込み阻害作用を併せもつことにより鎮痛効果を発揮する ・代謝産物のO-デスメチルトラマドールはトラマドールよりもμオピオイド受容体へ高い親和性を示す ・1日最大投与量は400mg ・モルヒネへの換算はトラマドール1日投与量の1/5を初回投与量の目安とする ・ほかのオピオイド鎮痛薬と同様に便秘，眠気，悪心などの副作用は発現する ・高用量では痙攣発作の副作用がある
	トラマール®注（日本新薬（株））	100mg/2mL	
	トラムセット®配合錠		・1錠中にトラマドール塩酸塩37.5mg，アセトアミノフェン325mgを配合 ・抜歯後疼痛にも使用可能 ・1日8錠を超えて投与しない．投与間隔は4時間以上
アセトアミノフェン	カロナール®錠（昭和薬品化工（株））	200mg 300mg	・胃腸障害，腎機能障害がある場合，優先選択 ・1日総量として4000mgを限度とする ・1日1500mgを超す高用量で長期投与する場合は，定期的な肝機能検査が必要 ・血液凝固能への影響は低い ・アスピリン喘息患者での交差反応はNSAIDsよりも少ない ・重篤な肝障害患者では禁忌 ・大量服薬（5000mg/回程度）で肝障害の可能性 ・透析患者で血中濃度上昇の報告あり
	カロナール®細粒20%	200mg/g	
	カロナール®細粒50%	500mg/g	
	ピリナジン®末	原末	
	アンヒバ®坐剤小児用	50mg 100mg 200mg	
	アルピニー®坐剤	50mg 100mg 200mg	
	カロナール®シロップ	20mg/mL（2%）	

非オピオイド鎮痛薬（NSAIDs）

一般名	商品名	規格	これだけは知っておきたい特徴
ロキソプロフェンナトリウム水和物	ロキソニン®錠（第一三共（株））	60mg	・プロドラックであり、肝臓にて代謝され活性化
	ロキソニン®細粒10%（第一三共（株））	100mg/g	
ナプロキセン	ナイキサン®錠（田辺三菱製薬販売（株））	100mg	・腫瘍熱に有効 ・粉砕すると口腔内刺激があるため注意 ・中時間作用型（1日2回投与も可） ・まれにアレルギー性肺炎・血管炎 ・肝障害患者では減量必要
ジクロフェナクナトリウム	ボルタレン®錠（ノバルティスファーマ（株））	25mg	・SRカプセルは徐放性顆粒封入の中時間作用型製剤（脱カプセル可、内容顆粒の粉砕不可） ・肝障害の発生が比較的多い ・消化管障害が比較的強い
	ボルタレン®SRカプセル	37.5mg	
	ボルタレン®サポ	12.5mg 25mg 50mg	
エトドラク	ハイペン®錠（日本新薬（株））	100mg 200mg	・粉砕すると口腔内刺激があるため注意 ・COX-2（シクロオキシゲナーゼ2：cyclooxygenase-2）選択的阻害作用が高く、胃腸障害の頻度が低い ・中時間作用型（1日2回投与）
	オステラック®錠		
メロキシカム	モービック®錠	5mg 10mg	・COX-2阻害選択性が高い ・長時間作用型（1日1回投与）

鎮痛補助薬

分類	一般名	商品名	規格	これだけは知っておきたい特徴
抗てんかん薬（電気が走るような痛み，鋭い痛み，刺すような痛み）	ガバペンチン	ガバペン®錠（ファイザー（株））	200mg 300mg 400mg	・腎機能障害時には減量が必要 ・水酸化マグネシウムの同時投与で血中濃度20%低下 ・副作用として眠気が出現する可能性あり
	カルバマゼピン	テグレトール®錠（ノバルティスファーマ（株））	100mg 200mg	・代謝酵素の自己誘導があるため，投与量の変更がない場合，投与開始10日間ほどは血中濃度が上昇し，その後低下する ・骨髄抑制に注意し，化学療法中の患者は使用を避ける ・肝障害患者には投与を避ける ・使用中は定期的に血液検査（血球，肝機能など）を行う
		テグレトール®細粒50%	500mg/g	
	クロナゼパム	リボトリール®錠 ランドセン®錠（中外製薬（株））	0.5mg 1mg 2mg	・連用中は定期的に肝・腎機能，血液検査を行うことが望ましい（添付文書記載） ・副作用として眠気やふらつきが出現する可能性あり
		リボトリール®細粒0.1% リボトリール®細粒0.5% ランドセン®細粒0.1% ランドセン®細粒0.5%	1mg/g 5mg/g	
	バルプロ酸ナトリウム	デパケン®錠 デパケン®R錠（協和発酵キリン（株））	100mg 200mg	・カルバペネム系抗生物質との併用でバルプロ酸の血中濃度が低下する可能性あり ・肝機能障害を起こすことがあるので，定期的に血液検査を行うことが望ましい ・高アンモニア血症に注意
		デパケン®細粒20% デパケン®細粒40%	200mg/g 400mg/g	
		デパケン®シロップ5%	50mg/1mL	
末梢性神経障害性疼痛治療薬	プレガバリン	リリカ®カプセル（ファイザー（株））	25mg 75mg 150mg	・2010年末，末梢性神経障害性疼痛に適応拡大 ・眠気が生じやすいので，1日1回，就寝時から開始する ・腎障害時には減量が必要
中枢性筋弛緩薬	バクロフェン	リオレサール®錠 ギャバロン®錠	5mg 10mg	・副作用として眠気が出現する可能性あり

鎮痛補助薬

分類	一般名	商品名	規格	これだけは知っておきたい特徴
抗うつ薬（しびれたような痛み，締めつけられるような痛み，つっぱるような痛み）	アモキサピン	アモキサン®カプセル	10mg, 25mg, 50mg	・抗コリン作用による副作用として、眠気，口渇が出現する可能性あり．とくに，口渇は頻度が高い ・高齢者ではせん妄や見当識障害を生じることがあるので注意
		アモキサン®細粒10%	100mg/g	
	アミトリプチリン塩酸塩	トリプタノール®錠	10mg, 25mg	
	ノルトリプチリン	ノリトレン®錠	10mg, 25mg	
	イミプラミン塩酸塩	トフラニール®錠（アルフレッサファーマ（株））	10mg, 25mg	
抗不安薬（筋痙攣による疼痛）	ジアゼパム	ホリゾン®錠	2mg, 5mg	・副作用として眠気やふらつきが出現する可能性あり ・注射は有機溶媒に溶解させているため，単剤投与が基本．希釈する場合は40倍以上に希釈すること
		セルシン®錠	2mg, 5mg, 10mg	
		ホリゾン®散1%，セルシン®散1%	100mg/g	
		ホリゾン®注 セルシン®注	10mg/2mL （セルシン®注5mg/1mLもあり）	
		セルシン®シロップ0.1%	1mg/1mL	
		ダイアップ®坐剤	4mg/個，6mg/個，10mg/個	
抗不整脈薬（しびれたような痛み，締めつけられるような痛み，つっぱるような痛み）	リドカイン塩酸塩	静注用キシロカイン®2%	100mg/5mL	・肝障害患者では減量が必要 ・投与速度に注意が必要
		オリベス®点滴用1%	2000mg/200mL	
	メキシレチン塩酸塩	メキシチール®カプセル	50mg 100mg	・肝硬変患者では減量が必要 ・口腔内に刺激（しびれ感）が残るため，脱カプセル不可 ・副作用として消化器症状（嘔気，腹痛，食欲不振など）が出現する可能性あり
		メキシチール®注	125mg/5mL	
NMDA（N-メチル-Dアスパラギン酸）受容体拮抗薬	ケタミン塩酸塩	ケタラール®静注用（第一三共（株））	50mg/5mL 200mg/20mL	・代謝産物であるノルケタミンにも活性がある ・肝機能低下時には減量が必要 ・副作用として覚醒時反応が出現する可能性あり
		ケタラール®筋注用（第一三共（株））	500mg/10mL	

鎮痛補助薬

分類	一般名	商品名	規格	これだけは知っておきたい特徴
NMDA（N-メチル-Dアスパラギン酸）受容体拮抗薬	イフェンプロジル酒石酸塩	セロクラール®錠	10mg 20mg	・弱いながらもα受容体遮断作用があるため，若干の血圧低下や眠気が出現する可能性あり
		セロクラール®細粒4%	40mg/g	
ステロイド	プレドニゾロン	プレドニン®錠（塩野義製薬（株））	5mg	・腫瘍の神経圧迫に伴う疼痛に対し有効 ・副作用として免疫抑制に伴うカンジタ症や消化性潰瘍が出現する頻度が高い
		プレドニゾロン錠	1mg, 5mg	
		プレドニゾロン散1%	10mg/g	
		水溶性プレドニン®	10mg, 20mg, 50mg	
	デキサメタゾン	デカドロン®錠	0.5mg	
		デカドロン®エリキシル	0.1mg/1mL	
		デカドロン®注	1.65mg/0.5mL, 3.3mg/1mL, 6.6mg/2mL	
	ベタメタゾン	リンデロン®錠	0.5mg	
		リンデロン®散0.1%	0.1mg/g 1mg/g	
		リンデロン®シロップ0.01%	0.1mg/1mL	
		リンデロン®注0.4%	2mg/0.5mL	
		リンデロン®注2%	20mg/1mL	
		リンデロン®坐剤	0.5mg, 1mg	

副作用対策

副作用	分類	一般名	商品名	規格	これだけは知っておきたい特徴
便秘	塩類下剤	酸化マグネシウム	マグラックス®錠 酸化マグネシウム	200mg 250mg 330mg 500mg 1g	・腎機能障害時には高マグネシウム血症に注意 ・ニューキノロン系抗菌薬，テトラサイクリン系抗菌薬，セフゾン，エストラサイト，カリメート，ジゴキシン，鉄剤との同時服用により相手薬剤の吸収を低下させる（キレート形成）
		水酸化マグネシウム	ミルマグ®錠	350mg	
			ミルマグ®内用懸濁液7.2%	7.2g/100g	
	糖類下剤	ラクツロース	モニラック®・シロップ65%	650mg/1mL	・腎機能障害によりマグネシウム製剤が使用できない場合に選択 ・ガラクトース血症の患者には禁忌
			ラクツロース®・シロップ60%	600mg/1mL	
			ラクツロース®末・P	6g/包，9g/包	
			カロリール®ゼリー	6.5g/個	
	大腸刺激性下剤	センノシドA/B	プルゼニド®錠	12mg	・腸内細菌由来の作用でレインアンスロンを生成し，蠕動運動を亢進する ・長期連用により耐性化する可能性あり ・尿が黄褐色または赤色になる ・アローゼン®顆粒は，アローゼン®1g中にセンノシドA/Bを10mg〜20mg含有する
		センナ・センナジツ	アローゼン®顆粒	0.5g/包，1g/包	
		ピコスルファートナトリウム水和物	ラキソベロン®錠	2.5mg	・腸内細菌由来の酵素で加水分解され，活性化．大腸の蠕動運動を亢進する ・投与量の微調整を行いやすい（1滴＝0.5mg，15滴＝1mL） ・ラキソベロン®液の味は甘い
			ラキソベロン®液0.75%	10mL/瓶	
	便秘治療薬	炭酸水素ナトリウム・無水リン酸二水素ナトリウム配合剤	新レシカルボン®坐剤		・腸内で徐々にCO_2を発生し，胃腸の運動を亢進し直腸を刺激する ・15分程度停留させないと効果が出にくい
	排便機能促進薬	ビサコジル	テレミンソフト®坐薬	10mL/個	・蠕動運動の亢進や腸内での水分吸収を抑えることにより，刺激性の緩下作用を示す

副作用対策

副作用	分類	一般名	商品名	規格	これだけは知っておきたい特徴
嘔気・嘔吐	消化管運動促進薬	ドンペリドン	ナウゼリン®錠	5mg 10mg	・プリンペラン®に比べ血液脳関門を通過しにくいため中枢移行性が低く、中枢神経系の副作用は出現しにくい
			ナウゼリン®坐剤	10mg, 30mg, 60mg	
			ナウゼリン®細粒1%	10mg/g	
		塩酸メトクロプラミド	プリンペラン®錠	5mg	・腎障害時には血中濃度が高くなりやすいので、減量を考慮 ・ナウゼリンより血液脳関門を通過するため、錐体外路症状が出現しやすい
			プリンペラン®シロップ0.1%	1mg/1mL	
			プリンペラン®細粒2%	20mg/g	
			プリンペラン®注射液	10mg/2mL	
	抗精神病薬	プロクロルペラジンマレイン酸塩	ノバミン®錠	5mg	・オピオイド導入時の嘔気・嘔吐の予防投与では優先選択 ・予防投与の場合、嘔気がなければ副作用（錐体外路症状）回避のため、2週間前後で中止
			ノバミン®筋注	5mg/1mL	
		ハロペリドール	セレネース®錠	0.75mg, 1mg, 1.5mg, 3mg	・ジストニア、アカシジア、パーキンソニズムなど錐体外路症状を起こしやすい ・せん妄にも有効
			セレネース®細粒1%	10mg/g	
			セレネース®注	5mg/1mL	
			セレネース®液0.2%	2mg/1mL	
		クロルプロマジン塩酸塩	コントミン®糖衣錠	12.5mg, 25mg, 50mg, 100mg	・肝機能障害時には減量が必要 ・せん妄にも有効
			ウインタミン®錠	12.5mg, 25mg, 50mg, 100mg	
			コントミン®筋注	10mg/2mL 25mg/5mL 50mg/5mL	
	抗ヒスタミン薬（体動時）	ジフェンヒドラミンサリチル酸塩・ジプロフィリン	トラベルミン®配合錠	ジフェンヒドラミンサリチル酸塩40mg・ジプロフィリン26mg/錠	・体動時の嘔気に対し有効 ・狭隅角緑内障の患者へは禁忌 ・錠剤を粉砕すると、刺激（舌のしびれ感）が出現するため、粉砕不可
			トラベルミン®注	ジフェンヒドラミンサリチル酸塩30mg・ジプロフィリン26mg/mL	
		ジメンヒドリナート	ドラマミン®錠	50mg	・体動時の嘔気に対し有効 ・狭隅角緑内障の患者へは禁忌 ・錠剤を粉砕すると、刺激（舌のしびれ感）が出現するため、粉砕不可

INDEX

数字 欧文

1次求心性ニューロン……………… 99
1次神経………………………………… 87
2次神経………………………………… 87
ADL(aqutivities of daily living, 日常生活動作)……………………………… 161
　　ADLスコア………………………… 149
CAM …………………………………… 113
COX …………………………………… 46
CV(central venous, 中心静脈) … 165
DSM-Ⅳ-TR …………………………… 10
IASP(国際疼痛学会)………………… 2
MIBGシンチグラフィ ……………… 170
NMDA受容体 ………………………… 87
　　NMDA(N-メチル-Dアスパラギン酸)受容体拮抗薬 ……………… 91, 193
NSAIDs(nonsteroidal anti-inflammatory drugs, 非ステロイド性消炎鎮痛薬) …
　　…………… 45, 46, 100, 105, 141, 149,
　　……………………… 161, 170, 190, 191
　　NSAIDsの副作用 ………………… 47
PCA(patient-controlled analgesia, 自己調整鎮痛) …………… 134, 149, 152
　　PCA装置 …………………………… 107
　　PCAポンプ ………………………… 149
self-efficacy(自己効力感) …… 18, 129
SNRI …………………………………… 88
SSRI …………………………………… 88
TENS …………………………………… 116
total pain(トータルペイン) …… 2, 121
WHO三段階除痛ラダー ………… 38, 164
WHO方式がん疼痛治療法 ………………
　　………………………… 34, 105, 178, 190

あ行

アセスメント …………………… 14, 121
アセトアミノフェン……………………… 50
アドヒアランス…………………… 56, 69
アルブミン……………………………… 147
アロマテラピー………………………… 115
安静時痛……………………………… 148
異所性発火…………………………… 7

痛み……………………………………… 120
　　痛み日記(ペインフローシート) 132
　　痛みのアセスメント……………… 14
医療ソーシャルワーカー…………… 123
医療用麻薬……………………… 108, 178
インフォームド・コンセント………… 123
運動麻痺……………………………… 110
エアマット……………………………… 172
嘔気・嘔吐…………………………… 74
オキシコドン塩酸塩………………… 54
オピオイド………………………………
　　20, 52, 98, 106, 130, 133, 141, 170
　　オピオイド製剤…………………… 126
　　オピオイド鎮痛薬………………… 188
　　オピオイド副作用………………… 173
　　オピオイドローテーション……………
　　………………………… 40, 60, 141
音楽療法……………………………… 114

か行

加温…………………………………… 126
下行抑制系…………………………… 10
下腸間膜動脈神経叢ブロック……… 112
滑膜肉腫……………………………… 146
ガバペンチン………………………… 89
感覚脱失……………………………… 110
間欠的鎮静…………………………… 159
感染…………………………………… 152
完全除痛……………………………… 105
がん疼痛………………………… 5, 11, 120
　　がん疼痛マネジメント…… 28, 32, 98
肝被膜伸展痛………………………… 141
ガンマナイフ………………………… 102
関連痛………………………………… 16
緩和ケア外来………………………… 127
緩和ケアチーム………… 124, 140, 141
急性毒性……………………………… 183
強オピオイド鎮痛薬………………… 35
局所麻酔薬…………………………… 107
苦痛緩和……………………………… 158
クモ膜下フェノールブロック………… 110
継続アセスメント…………………… 20
劇薬…………………………………… 182

見当識障害…………………………… 24
抗うつ薬………………………… 88, 193
抗痙攣薬………………………… 89, 143, 173
抗精神病薬…………………………… 196
向精神薬……………………………… 183
抗てんかん薬………………………… 192
抗ヒスタミン薬……………………… 196
抗不安薬……………………………… 193
抗不整脈薬……………………… 90, 193
硬膜外腔法…………………………… 150
呼吸困難………………………… 154, 155
国際疼痛学会(IASP) ………………… 2
コデインリン酸塩…………………… 54

さ行

在宅緩和ケア…………………… 160, 162
　　在宅緩和ケアチーム…………… 167
在宅ケア……………………………… 172
サイトカイン…………………………… 99
作業療法士…………………………… 174
三叉神経ブロック…………………… 111
自覚症状……………………………… 174
自己効力感(self-efficacy) …… 18, 129
自己調整鎮痛(patient-controlled analgesia：PCA) …… 134, 149, 152
事故届け……………………………… 179
持続硬膜外ブロック………………… 106
持続痛…………………………… 12, 17
持続的鎮静…………………………… 159
社会的側面…………………………… 121
弱オピオイド鎮痛薬………………… 35
終末期ケア…………………………… 169
術後疼痛……………………………… 24
　　術後疼痛のアセスメント……… 24
術後のアセスメント………………… 25
術前のアセスメント………………… 25
消化管運動促進薬…………………… 196
上下腹神経叢ブロック……………… 109
初期アセスメント…………………… 15
徐放性製剤…………………………… 17
処方箋………………………………… 179
自律神経刺激症状…………………… 29
心因性疼痛…………………………… 9

侵害受容性疼痛	5, 98	
神経障害性疼痛	6, 17, 86, 98, 126, 141	
神経破壊薬	105	
神経浮腫	173	
神経ブロック	104	
神経ブロック(神経破壊)療法	149	
身体障害者手帳	128	
身体的側面	121	
診療報酬	128	
頭蓋内圧	101	
スケール	122	
スコアリング	122	
頭痛	101	
ステロイド	91, 194	
スピリチュアル(霊的)	121	
スピリチュアルペイン(霊的苦痛)	29, 124	
精神的支援	157	
精神的側面	121	
脊髄クモ膜下法	150	
脊髄鎮痛法	150, 153	
責任病巣	99	
積極的治療	169	
セデーション(鎮静)	150, 154, 163, 165	
セルフケア	127	
セルフケア能力	129	
全脳照射	102	
総タンパク	147	

た行

退院支援	128	
体性痛	17, 107, 108	
タイトレーション	56	
退薬症候	67	
チームアプローチ	124, 166	
知覚神経線維	110	
知覚脱失	111	
致死量	183	
注意転換法	127	
中心静脈(central venous：CV)	165	
中心静脈ポート	165	

中毒量	183	
直腸がん	140	
治療抵抗性	157	
鎮静(セデーション)	150, 154, 163, 165	
鎮痛補助薬	35, 85, 143, 152, 192	
鎮痛薬	133	
鎮痛薬使用の5原則	35	
定位放射線治療	102	
定数管理表	184	
デルマトーム	7	
電撃痛	140, 141	
天井効果	54	
疼痛	2	
疼痛閾値	126	
疼痛緩和	98	
疼痛ケア	126	
疼痛コントロール	140	
疼痛マネジメント	129	
トータルペイン(total pain)	2, 121	
毒薬	182	
突出痛	12, 17	
トラマドール塩酸塩	54	

な行

内臓神経ブロック(腹腔神経叢ブロック)	102, 108	
内臓痛	17, 107, 141	
ナトリウムチャネル	7	
難治性	144	
日常生活動作(aqutivities of daily living：ADL)	161	

は行

バイオパッチ	107	
肺がん	101	
排便コントロール	135	
払い出し集計表	184	
払い出し票	184	
非ステロイド性消炎鎮痛薬(NSAIDs)	45, 46, 100, 105, 141, 149, 161, 170, 190, 191	

皮下アクセスポート(皮下埋め込み型ポート)	150	
非薬物治療	155	
非薬物療法	98	
評価ツール(評価シート)	21	
病状アセスメント	174	
フェイススケール	174	
フェノールグリセリン	110	
フェンタニルクエン酸	54	
腹腔神経叢ブロック(内臓神経ブロック)	102, 108	
副作用	69	
副作用管理	135	
副作用対策	195	
服薬アビヒアランス	137	
不正請求	185	
不対神経説ブロック	112	
プレガバリン	89	
ペインクリニック	127, 147	
ペインスケール	18, 132	
ペインスコア	149	
ペインフローシート(痛み日記)	132	
便秘	72	
放射線治療	98	
放射線治療スケジュール	100	
方略	136	
ポジショニング	127	
骨転移	98, 101	

ま行

マッサージ	126	
末梢性神経障害性疼痛治療薬	192	
マネジメント	122	
麻薬	178	
麻薬及び向精神薬取締法	179	
モルヒネ	179	
モルヒネ塩酸塩	54	
モルヒネ系統	142	

や行

薬事法	182	
薬物動態	38	
薬物療法	144	

薬用量……………………………… 183
有害事象…………………………… 98
有効量……………………………… 183

ら行
律速段階…………………………… 46
リラクセーション………………… 127
倫理的原則………………………… 165

霊的(スピリチュアル)…………… 121
霊的苦痛(スピリチュアルペイン)………
　………………………………… 29, 124
レスキュー………………………… 127
レスキュー・ドーズ …… 58, 133, 134,
　　　　　　　143, 149, 161, 173, 188
肋間神経痛………………………… 108
ロックアウト時間………………… 149

がん看護セレクション　がん疼痛マネジメント

2012年10月1日　初　版　第1刷発行

編　著	林　章敏（はやし　あきとし）
発行人	影山　博之
編集人	向井　直人
発行所	株式会社 学研メディカル秀潤社 〒141-8414 東京都品川区西五反田2-11-8
発売元	株式会社 学研マーケティング 〒141-8415 東京都品川区西五反田2-11-8
印刷所	株式会社シナノパブリッシングプレス
製本所	本村製本株式会社

この本に関する各種お問い合わせ先
【電話の場合】
●編集内容については Tel 03-6431-1237（編集部直通）
●在庫，不良品（落丁，乱丁）については Tel 03-6431-1234（営業部直通）
【文書の場合】
●〒141-8418　東京都品川区西五反田2-11-8
　　　　　　　学研お客様センター
　　　　　　　『がん看護セレクション　がん疼痛マネジメント』係

©A.Hayashi　2012．　Printed in Japan
●ショメイ：ガンカンゴセレクション ガントウツウマネジメント

本書の無断転載，複製，頒布，公衆送信，翻訳，翻案等を禁じます．
本書を代行業者等の第三者に依頼してスキャンやデジタル化することは，たとえ個人や家庭内の利用であっても，著作権法上，認められておりません．
本書に掲載する著作物の複製権・翻訳権・上映権・譲渡権・公衆送信権（送信可能化権を含む）は株式会社学研メディカル秀潤社が管理します．

JCOPY 〈（社）出版者著作権管理機構委託出版物〉
本書の無断複写は著作権法上での例外を除き禁じられています．複写される場合は，そのつど事前に，（社）出版者著作権管理機構（電話 03-3513-6969，FAX 03-3513-6979，e-mail: info@jcopy.or.jp）の許諾を得てください．

　　本書に記載されている内容は，出版時の最新情報に基づくとともに，臨床例をもとに正確かつ普遍化すべく，著者，編者，監修者，編集委員ならびに出版社それぞれが最善の努力をしております．しかし，本書の記載内容によりトラブルや損害，不測の事故等が生じた場合，著者，編者，監修者，編集委員ならびに出版社は，その責を負いかねます．
　　また，本書に記載されている医薬品や機器等の使用にあたっては，常に最新の各々の添付文書や取り扱い説明書を参照のうえ，適応や使用方法等をご確認ください．

株式会社 学研メディカル秀潤社